Périnée
arrêtez le
massacre!

〔法〕贝尔纳黛特·德加斯凯◎著
尹轲文◎译

盆底觉醒

北京科学技术出版社

读者须知：

本书中的所有建议均是作者结合多年实践经验审慎提出的，虽然如此，图书依然不可替代医疗咨询。如果你想获得详尽的医学建议，请向有资质的医生咨询。因本书相关内容造成的直接或间接不良影响，出版社和作者概不负责。

著作权合同登记号　图字：01-2023-2874号

图书在版编目（CIP）数据

盆底觉醒 /（法）贝尔纳黛特·德加斯凯著 ；尹轲文译. -- 北京 ：北京科学技术出版社，2025.3

ISBN 978-7-5714-3659-9

Ⅰ. ①盆… Ⅱ. ①贝… ②尹… Ⅲ. ①女性－骨盆底－功能性疾病－防治 Ⅳ. ①R711.5

中国国家版本馆CIP数据核字(2024)第028455号

策划编辑：孔　倩	电　　话：0086-10-66135495（总编室）		
责任编辑：田　恬	0086-10-66113227（发行部）		
责任校对：贾　荣	网　　址：www.bkydw.cn		
责任印制：李　茗	印　　刷：北京盛通印刷股份有限公司		
图文制作：旅教文化	开　　本：880 mm×1230 mm　1/32		
出 版 人：曾庆宇	字　　数：188千字		
出版发行：北京科学技术出版社	印　　张：9		
社　　址：北京西直门南大街16号	版　　次：2025年3月第1版		
邮政编码：100035	印　　次：2025年3月第1次印刷		
ISBN 978-7-5714-3659-9			

定　　价：79.00元

目　录

不羞耻的盆底！

以前，分布在盆底和外生殖器上的大部分神经（术语名为阴部神经）都被称为"羞耻的神经"①。这种称呼披露了过去的解剖学家耻于谈论这些人体部位的态度……

如今，与盆底相关的一切似乎不再被认为是羞耻的，甚至会被大方地展示出来：性高潮成为可以被大众讨论的话题；分娩也成了关注的焦点，人们能在网上浏览分娩的全过程！还有阴部脱毛、阴唇穿刺……今天的女性还要为自己生殖器官的"形象"而操心。

然而，我认为以上都是媒体制造的可耻的假象。事实是，在现实生活中，人们几乎意识不到盆底的存在，不仅不了解它，还不爱惜它，甚至会伤害它。这是因为不良的生活卫生习惯、相关知识的缺乏、刻意规避的禁忌正"统治"着所谓的"信息发达的社会"，在医学界也是如此。

我们对盆底缺乏了解，这导致我们在日常生活中以及体育锻炼中的发力方式经常出现错误。而分娩时错误的发力方式影响尤

---

① 即阴部神经，法语名为 nerf honteux，字面意思为"羞耻的神经"。——译者注

甚，会使得子宫、膀胱和肠子也随胎儿一起被"推"出，此后产妇再进行盆底康复训练，也很难完全恢复了。

　　本书将大胆地打破这一羞耻，告诉大家我们的盆底正受到怎样的伤害，我们应如何从源头开始减少损伤，而不是只想着如何修复已经无法修复的东西……

现状分析

法国国民健康状况报告显示，一个普遍的健康问题可能正困扰着很多人：大约有 56% 的法国女性患有尿失禁，其中有 49% 于 40 岁之前发病。

然而，这些女性并未多次生育，生活卫生条件也没有问题，更没有终日做重活……

初次分娩往往是尿失禁的原因。超过 40% 的女性在初次分娩时肛门括约肌会受到损伤。但这些损伤通常不外显，只有在超声检查中才能被发现。

此外，该报告还显示，有 13% 的高中女生虽然从未怀孕，但也会在运动中出现漏尿现象，其中 6% 的女生不得不为此使用卫生护垫——在从事某些体育项目的专业女运动员群体中，这一比例可达 60%。有些女生会因为各种不明说的原因免体，但这些原因常常也与尿失禁有关。

成人失禁护理专业品牌添宁（TENA）的研发部门估计，至少有 350 万法国女性受尿失禁困扰。这一数字不包括使用女性卫生巾和普通护垫的人。不同护理产品供应商（添宁、护舒宝……）

的预测数据各不相同，有的甚至估测法国有四分之一的女性患有尿失禁。

男性也不能幸免：50岁以上的法国男性，每四人中就会有一人不得不接受腹股沟疝（这一问题源于腹压过高）手术。

男女加起来，总共大约有三分之一的法国人受到盆底问题的困扰。相比之下，在法国，每七人中才会有一人患高血压，且高血压多发于60岁之后。

除了压力性尿失禁，其他类型（气体、粪便）的失禁以及其他盆底问题（便秘、疼痛……）的信息数据更少。很多患者不愿谈论这些问题，而那些最终决定去看病的人平均要花四年半左右才能克服心理障碍，迈出看病这一步。

盆底问题的确不会危及生命，但会给患者的社会生活和性生活带来很多不便，也会大幅增加社会保险与患者自身相应的开支（例如，盆底问题引发的便秘是自我医疗支出增加的主要原因之一）。

当下的应对方式

法国是全世界唯一一个全额报销产后10次盆底康复治疗费用的国家。有别于很多其他国家，法国在这方面的专业康复人员非常充足，所有年龄段的产妇都能享受专业的康复治疗。但是，这一付出是否与回报相当有待考证。法国国家妇产科学院2015年的调查显示，这套康复流程对法国社会保险来说是一笔不小的开支，其有效性受到了质疑。

事实上，盆底手术的数量在不断上升，这证明我们并没有做好相关问题的预防工作，盆底康复训练也无法解决所有问题。在法国，针对尿失禁的"吊带"手术每年就要进行大约 35 000 台，实际情况甚至可能更加糟糕。此外，这些手术的有效性也受到了质疑。

在分娩中，医生会采用会阴切开术（扩大阴道开口从而方便婴儿娩出）保护盆底。但是，事实证明会阴切开术并不能真正有效保护盆底。有人建议采用剖宫产，这的确可以避免由胎儿通过盆底造成的盆底肌损伤，但不能避免产妇出现失禁问题。

显而易见，在生命的各个关键阶段，我们都缺乏预防盆底问题的意识。在现代医学中，盆底这一结构仍是陌生的，是解剖学课程和书籍中的巨大"空白"。一般我们要到问题出现后才能察觉，而且根本不了解盆底原本的工作方式。

此外，健康领域专业人员，特别是产科专业人员及体育教师在盆底方面的培训都过于理论化，不够全面。

为什么说我们正在"伤害"自己的盆底？

有些盆底问题是无法避免的，比如与遗传相关的肌肉或组织问题。

在一些特别困难的分娩（如胎儿体积过大、胎位不正）中，甚至会出现产妇或胎儿生命受到威胁的紧急情况，此时一些不恰当的处理手法也会对盆底造成伤害。

此外，伤到脊柱和神经的事故、某些疾病（如多发性硬化症）、外科手术、放射治疗等，都会导致盆底出现无法预防的问题，影响盆底功能。

虽然上述情况难以避免，但这不应该掩盖我们在教育、日常生活、正常分娩、产后护理、盆底康复、便秘管理和运动训练等各个方面存在的问题，这些错误行为会伤害盆底，或者加重损伤。

例如在正常分娩方面，分娩的准备工作过于理论化，实践性不足，既缺乏盆底知识教育的支撑，也没有对风险进行评估，这也会间接对盆底造成伤害。现今的分娩流程存在一系列错误认知，产妇的分娩姿势、呼吸方式、用力"推"的发力模式都有待改善。

此外，在产后护理方面，产妇的待遇也非常糟糕：让一个明显有子宫脱垂问题的产妇产后立刻下床活动，或者让新手妈妈负重（包括用婴儿背带背婴儿），都会对她们造成伤害。过早离开产房的女性在产后六周缺乏应有的照护，而这六周对盆底的恢复最为关键。产妇应被告知尽量不要让盆底和腹部肌肉发力，然而由于缺乏这方面的知识以及采取错误的坐姿和站姿，她们往往从早到晚都在使用这些肌肉。

盆底康复训练是一种滞后手段，无法预防盆底问题。此外，盆底康复训练过于注重强化肌肉，缺少对身体姿态、发力模式和呼吸方式的训练，训练姿势（半坐）也通常不正确。

在便秘管理方面，治疗便秘往往局限于饮食调整而忽略盆底排便的机制。

运动训练——特别是腹部训练——常常不包含或很少包含对呼吸、体态及腹压的管理，我们很可能在运动中造成盆底损伤。

尽管如此，改变现状其实也没那么难！只要我们拥有正确的逻辑和常识，很多情况都可以以更低的成本得到改善。

为什么问题持续至今？

四十多年以来，我独自呐喊，逆流抗争，反对一切向盆底用力"推"的动作。我的建议基于常识，源于对人体机制的尊重和在传统分娩方面的经验、知识。这些建议已被认可并得到广泛传播（只要不被抄袭或扭曲就好）。

如今，盆底已成为一个热门词汇，被用于推销与康复训练相关的五花八门的器材、物品、书籍以及"有前途"的培训班……它无处不在，但宣扬它的人往往连盆底是什么都不知道。

由我提出的侧卧式分娩等分娩姿势①对盆底造成危害的风险更小，这已在业界成为一个共识，但它常常被简单地视为"奇迹般的解决办法"，原理得不到深究。但如果不了解其背后的原理，就

---

① 见马哈布出版社于2019年出版的《我的产前准备课》（*Mon cours de préparation à l'accouchement*）。——作者注

很难掌握正确的方法。久而久之，这些分娩姿势可能由于使用不当导致的无效而被摒弃。

因此，在这本书里，我会细致介绍相关原理，评估盆底问题的现状，辨析"盆底迷思"，同时给出行之有效的调整方式，以便帮助你对涉及盆底的问题有更合理的认知，科学进行盆底防护以及康复训练。

盆底图示中存在的问题

解剖图往往难以描绘盆底的真实样子，常见的盆底图示也总是过于"抽象"，不够具体，而我们不应总是"拐弯抹角"，必须直面现实！如果你想了解盆底与身体整体、呼吸方式及身体姿势之间的关联性，并掌握其与腹肌、臀肌的复杂关系，运动的实时影像或者核磁共振动态图像会比定格的照片更胜一筹。

我并不准备在本书展示盆底部位的解剖图或 3D 建模图像，我希望强调的是盆底不同器官的运动方式和它们之间的联系，以及它们真实的工作机制。

不可否认，本书讨论的一些问题有点儿复杂。因为我不想简化介绍的内容，也不想局限于介绍单个结构部位。我写这本书是希望每个人都能了解盆底是什么，且更重要的是知道盆底有什么功能，或者盆底会出现什么样的功能障碍，并将这些知识直接应用于自己的盆底保健过程中。你可以自己结合学到的知识，学会观察和倾听自己的身体，从而判断自己的盆底出了什么问题。有些盆底问题看起来很简单，但事实上可能很复杂。这种情况下，我会试着给出一些可能的原因，帮助你去找对应领域的医生治疗。

在这次探索身体"最亲密深处"的旅途中，祝你好运！

你有过这样的经历吗？

十年来，我在法国巴黎布鲁埃妇产医院的盆底门诊中接待了很多患有盆底疾病的女性，各个年龄段的都有。由于缺乏预防意识，她们中有些人的问题曾完全被忽视，有些人则是没有得到很好的治疗。而这类情况在未来几代人中也不太可能发生改变。

我想通过以下几个例子说明这类情况有多么严重，涉及的方面有多么广泛。我们如果不采取任何措施，不从根本上纠正在分娩、产后、日常生活和运动中犯的一些错误，就很可能受盆底问题的困扰。

本书也会提到男性，但由于我的患者都是女性，所以此处介绍的案例均为女性患者。

30 岁的**斯蒂芬妮** 6 个月前生下了宝宝。她在分娩过程中没有遇到任何特别的问题，盆底没有撕裂，医生也没有为其施行会阴切开术，她的盆底被认定为"完好"的。

然而，她在产后恢复正常活动后，有时会在打喷嚏或运动（打网球、跑步或跳舞）时漏尿。尽管她已接受过 10 次盆底康复训练并检查过盆底状况，确定自己的盆底肌自主收缩反应良好。

50% 的女性和她一样，虽然盆底情况良好，但患有压力性尿失禁。

28 岁的**埃莱娜**肌肉发达且身材苗条，经常健身、跳古典舞和慢跑。她未曾生育，但随着漏尿情况越来越严重，她在运动时需要垫卫生巾。我们在检查中发现，她的盆底肌很有力量，却不够灵活。当她向盆底发力时，我们从影像中可观察到她的尿道黏膜脱垂。她正在备孕，并希望了解生育对盆底造成的影响。

她属于在分娩中很可能出现脏器脱垂问题的年轻女性。

32 岁的**瓦莱丽**首次怀孕，正处于孕早期。她来寻求帮助是因为她患有支气管炎，并在孕后开始出现漏尿情况，不得不经常使用卫生巾。在检查中，我们发现她的尿道、子宫和膀胱会在她咳嗽时脱垂。

她从小就患有慢性便秘：她曾经和她姐姐比赛谁能憋便更久，她竟然坚持了三个星期不排便……她和她的姐姐以那些愚蠢的游戏为乐，伤害了自己的盆底。

18 岁的**珍妮**曾经由于被父亲踢了一脚而尾骨脱臼，还受过虐待。她经常便秘，要在马桶上花好几个小时用力排便，痛苦不堪。

许多年轻女孩会因不慎摔到臀部后没有立刻采取应对措施，而在之后受到便秘的困扰。这些未经治疗的跌倒还可能引发难产以及分娩时的肛门失禁（因为尾骨脱位了）。

37 岁的**娜迪娅**在童年时期曾遭受性虐待，且已多次堕胎。她的第一次分娩是灾难性的，肛门括约肌完全撕裂。在接受了艰难的康复治疗后，她的盆底功能得到部分恢复。

在怀第二胎时，因为对自然分娩的恐惧，她接受了医生提出的剖宫产的建议。但是对她的盆底来说，这一防护措施确实有点儿晚了……

34 岁的**凯西**经历过 3 次剖宫产。她精力充沛，照管着一个大家庭，几乎没时间坐下来休息。但她常感到腹部疼痛，并出现了便秘、血液循环问题及压力性尿失禁。她的盆底状况"良好"，但她已经出现了尿道黏膜脱垂。

剖宫产可以保护盆底，但不一定能预防失禁问题。

27 岁的**维尔吉妮**在孕早期频繁尿急并常在毫无尿意时漏尿。在怀孕前，她一天只排尿两次。她说："我没有时间浪费在这些小事上！"

她的膀胱被子宫压迫得异常膨胀而"充盈"。她该学会定期排空膀胱了，这样才能避免频繁尿急和漏尿发展为永久性尿失禁（有类似习惯的女性最终可能走到这一步）。

35 岁的**索莱娜**是一名歌剧演员，在产后两周便开始排练音乐会。她的子宫和膀胱严重脱垂。在生育第二胎时，为防止分娩时用力"推"而加重脱垂问题，医生为她施行了会阴切开术，但她的宫颈位置太低，引起了创口发炎……她对盆底的控制能力良好，但在唱歌时会过度挤压盆底。

有些唱歌的方式对盆底是有害的。

59 岁的**科莱特**曾因膀胱脱垂做过手术，从那以后她就患上了严重的便秘。最近，她的病情复发了，这一次是子宫脱垂，情况非常严重，以至于医生建议切除子宫。

一些医生在施行外科手术时并不考虑盆底状况，这会对患者造成更大的损伤。

30 岁的**玛丽**曾分娩过一个巨大儿，当时她用力"推"了一个多小时。产科医生在分娩中不断推压她的腹部，最终仍然不得已使用了产钳。尽管她的肛门括约肌没有被撕裂，但她之后出现了漏尿和憋不住屁的问题。

分娩时的用力方式至关重要，但这并不容易掌握。"避免过分用力"是最难控制的事情之一。

26 岁的**维维亚娜**从产房出来时身体状况良好。产后初期她很活跃，经常抱着孩子。而一个月后，她在超市提起一打饮用水时，感受到盆底有下坠感，同时阴道里有异物感。

在检查中，我们发现，虽然她的盆底肌肉力量良好，但膀胱已经严重脱垂，子宫也开始脱垂。我们还发现她的腹直肌严重分离——尽管她产后体重并未改变太多，且在青春期时经常进行腹肌训练。

31 岁的娜塔莉 9 个月前生了第一胎，分娩中并未出现特别的问题，盆底完好无损。她接受了产后盆底康复治疗，没有出现失禁问题，妇科检查显示无明显损伤和感染。但她的性生活十分痛苦，左下背部也经常疼痛。她用了阴道栓剂，已经过了哺乳期，月经也恢复了，但情况并未好转。

在检查中，我们发现她阴道侧壁的肌肉十分不对称，阴道内部左侧有一条明显的绳状肌肉。她的下背部关节（骶髂关节）活动受阻，因为她的骨盆在分娩过程中发生了"旋转"，却未被复原……

我还可以举出很多案例，她们大多是年轻的、身体健康的女性，也并非都经历了艰难的分娩，受到了分娩伤害。然而，她们都经受盆底问题的折磨。

希望本书可以帮助你了解盆底，保护盆底，并助你完成盆底康复训练。但首先，你需要知道盆底是什么，它是如何运作的……

|第一章|

盆底是什么？

盆底在哪里？

盆底在哪里？解剖学能告诉我们答案：盆底位于骨盆底部，是一组复杂的肌肉群。在传统的解剖图上，盆底的结构错综复杂，很难看懂。深入分析盆底的结构很难，就算对泌尿外科、妇产科或胃肠科的学生来说也是如此。目前我们知道的是，盆底有多个开口，它们与排尿、排便、性行为和分娩有关。

一组被长期遗忘的肌肉群

无论是在解剖学教材中，还是在专业的学术研讨会上，几乎都没有出现过清晰明了的盆底解剖图，盆底解剖图永远是"平面的"。甚至在那些功能解剖学（其研究对象为人体各个结构的工作方式及功能）的专业著作中，我们也会发现：盆底，这一组重要的肌肉群，竟然被遗忘了。

在卡潘德吉博士关于关节运动生理学的杰作[1]中，人体各肌肉都配有详细的运动解析图，而盆底肌没有！ 2007 年，我和卡潘德

---

[1] 见《关节运动生理学》（*Physiologie articulaire*），由韦戈－马卢瓦纳出版社于 1980 年在巴黎出版，1989 年再版。——作者注

吉博士探讨了有关肌肉的问题。直到那个时候，他才意识到那本书中并没有介绍盆底肌！之后，他在书中加上了与盆底肌有关的内容，包括两性盆底肌的解剖图以及排便、男性阴茎勃起、女性分娩时盆底肌状况的图解[参看卡潘德吉博士《生物力学是什么》（*Qu'est-ce que la biomécanique*）]。

运动解剖学专家布朗蒂娜·卡莱－热尔曼同样如此：她在其第一本著作《运动解剖书》（*Anatomie pour le mouvement*）一书中详尽地展示了所有人体肌肉的运动方式，唯独漏掉了盆底肌。直到1995年，她才意识到这个问题，专门写了一本关于女性盆底的书，介绍盆底的各种功能（尤其是排便和分娩功能），填补了这一空缺。然而，其书中的插图尽管很生动形象，也难以直观地表现盆底肌的运动（收缩和放松）过程……

早在1984年，我就意识到唯一能帮助人们形象理解盆底功能的方法是实体演示（尽管这个想法听上去很超前！）。为此，我制作了一部影片，名为《女性如何预防盆底脱垂（即体内器官的下垂脱出）》[*Le périnée féminin, éléments de prévention des prolapsus (c'est-à-dire des descentes d'organes)*]。这部影片记录了一位怀孕的年轻女性学习盆底肌收缩和放松的过程。在肌电反馈仪（一种记录肌电图的仪器，用于盆底肌康复训练）的辅助下，通过改变体态（如反弓腰部、拉伸背部）、调整呼吸方式、调动臀肌和大腿内收肌，她第一次学会了主动收缩盆底肌……在影片中，我们还教会了她分娩时如何进行喘息呼吸 ① （如借助气球让她感受呼吸）。

一个禁忌的话题

这部前卫的影片记录下了整个教学过程。多年以来，我一直在与固有观念进行不懈斗争。如今，我关于体育运动、妇产和盆底康复的结论和建议终于被人们接受了。然而，尽管这些影像一点也不吓人，很多人在看到这位年轻女性探索自己的身体，为分娩做准备后，还是会感到不适……一般来说，比起纪实的图像、影像，人们更容易接受解剖图。部分原因在于从小接受的教育告诉我们，任何和"便便"扯上关系的事物都是脏的。我们很难接受小孩子探索盆底这一块区域，并认为用手触摸此处是"可耻的"。

在当代社会，"忍住"是一个很重要的本领。小孩如果能憋住大小便，就能得到家长们的丰厚奖励。可以这么说，当一个小孩学会憋住大小便，变得"干净"之后，他就"长大"了。如今，"松弛感"这个说法到处可见，而人们的行为常常与此背道而驰。一味地克制会渐渐影响正常的生理功能——性功能。性行为需要松弛感，需要我们"打开自己"，结果我们却想压抑它，控制它！

---

① 即喘息呼吸法。先将空气排出后，深吸一口气，接着快速做4~6次的短呼气，就像在吹气球一样。——译者注

如今，治病（如产后、术后的盆底康复，或者治疗失禁）才是锻炼或保养盆底肌的唯一目的。然而，针对其他肌肉群的日常锻炼则备受重视，理由是完成这些训练有助于身体健康，可以让人拥有好身材！

似乎只要提到盆底，人们就会想到性行为。这是一种非常片面的观点，全然忽视了盆底在身心平衡和两性和谐方面的基本功能，大大低估了盆底的重要性：人体再没有另一个部位能像盆底一样，负责如此多重要的功能！

盆底，这个有点儿神秘、对女性来说尤为"私密"的部位，其古希腊语为 peri naos，意为"圣殿的周围"。这个诗意的名称赋予了盆底一种神圣色彩。

盆底有什么用？

解剖学是理解盆底功能最简单、直接的方式。我们可以通过解剖学寻找下面两个问题的答案：盆底有什么用？它是如何起作用的？

这又可以引出别的问题：假如盆底功能失常，身体会怎么样？为什么盆底功能会失常？这是可以预见、避免或者缓解的吗？有什么治疗方法？在不同的治疗阶段有哪些常见错误？这些错误又会带来怎样的问题？我们可以纠正这些错误吗？

盆底究竟有什么用呢?

首先,最直白的回答是:我们在小便、大便和放屁的时候会用到盆底肌,而当我们暂时不想那样做时,盆底肌会帮助我们"憋住"。用更专业的医学术语来说的话,那就是盆底有着控制大小便的功能。

其次,这组肌肉群也与人体的性功能有关。盆底与生殖功能直接相关,自然受孕时男性的精子要射入女性的阴道,自然分娩时胎儿也是从阴道中娩出的。

这些是盆底最基本的功能。

在广义上,盆底还与生殖器官(阴茎、阴蒂、阴道)、肛门及性行为有关。

最后,盆底还有一个更复杂的功能,即托起盆腔脏器并保持它们的正常位置。人体盆底的机制非常精密,因为人是直立行走的动物,盆底必须能够抵抗腹腔脏器的压力,还要能在帮助我们控制大小便的同时,让各脏器保持在原位。相比之下,四足哺乳动物的盆底则不用承载脏器,其功能也因此被大大简化。

产科医生佩纳德博士在他 1865 年所著的一本关于分娩的书中写道:"盆底的肌肉结构之所以如此复杂,是为了防止女性在不知情的情况下完成分娩!"这个观点也许有些惊人,但体现了盆底的"封闭"作用。

> **盆底：影响着脊柱底部乃至大脑！**
>
> 人是一种直立行走的两足动物，而盆底是人体的"基石"（古人就是这样形容盆底的），承托着所有的脏器，甚至大脑这一人体"大厦"的最高层也会受到盆底的影响。大脑和盆底对人体都非常重要，它们就像一则好故事的开头和结尾，哪个都不能少！本书的写作目的就是打破那些荒谬的禁忌，帮助我们了解盆底对身心的重要影响，进而说明盆底对人体的关键作用。

盆底是如何工作的？

排尿、排便功能

在这一小节，我们将深入了解复杂的盆底肌如何实现括约功能。

泌尿系统

如果给腹部做一个 B 超，我们会发现尿液在被持续地从肾脏运输到膀胱，而粪便则由结肠转入直肠。括约肌像水龙头一样，在收缩状态下是闭合的。输尿管连接着肾脏和膀胱，这一管道始终处于打开状态。事实上，膀胱中的尿液永远不会被完全排空。这也是为什么尿失禁患者上过厕所后还可能漏尿。

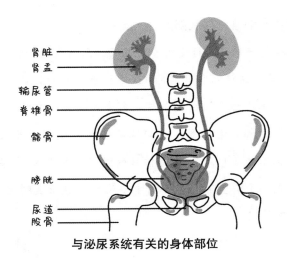

肾脏
肾盂
输尿管
脊椎骨
髂骨
膀胱
尿道
股骨

与泌尿系统有关的身体部位

尿意的发展有以下四个阶段。

第一阶段：膀胱是空心结构，位于膀胱壁的逼尿肌富有弹性。随着尿液在膀胱储存，逼尿肌慢慢膨胀，当尿液量达到一定水平时，大脑会出现第一次尿意。这时我们可以看情况决定去不去上厕所。如果去，我们会正常排尿，不需要额外使劲；如果暂时不去，尿意也会渐渐消失。这时我们不需要通过收紧盆底肌来憋尿。

第二阶段：在更多的尿液被输送到膀胱，膀胱变得更加充盈之后，大脑会出现第二次尿意。虽然尿意加重了，但是我们仍然可以控制排尿。这一阶段也就是憋尿。

第三阶段：当尿意再次加重时，膀胱大幅膨胀并压迫到下腹部肌肉，我们会感到不舒服。现在如果还想憋尿，我们就必须主动、用力地控制了。

第四阶段：此时的尿意相当强烈，我们会感到非常不适，憋尿也会变得非常困难。身体必须主动收缩相关肌肉来憋尿，然而这种主动的肌肉收缩一般无法坚持很久。举个例子，假如你用手抓着单杠，全身悬挂在空中，你的手臂肌肉很快就会撑不住的！

如果一直不排尿，尿液有可能直接从尿道溢出，出现尿失禁。事实上，当膀胱无法储存更多尿液时，身体会被迫开始排空尿液：尿液进入尿道后，在条件反射下，括约肌放松，逼尿肌收缩，排尿继而开始。大脑此时会认为我们已经允许排尿了！这时，想要中断这个已经开始的生理行为就很难了。

像其他所有的条件反射一样，这种排尿反射是一种人体的自我保护机制，事关生命健康：膀胱无法正常排空会带来巨大危险，膨胀的膀胱会压迫周围的器官，还可能导致尿液回流至肾脏。

憋尿憋太久了？

你可能经历过这样的情况：在憋尿很久之后，身体很难开始排尿，尿意却非常强烈……如果用力，你会觉得尿液被堵住了！这是因为膨胀的膀胱此时已高过了耻骨联合，并向前突出，尿液已经无法正常流入尿道了，而用力只会使膀胱离尿道更远。尿液既然无法进入尿道，就更不会触发排尿反射了。这时你需要放松，收缩下腹部使膀胱归位，或者用手适当地按压下腹部，让膀胱回到正常的位置。

排尿期间

排尿时顺其自然即可，不需要主动发力。即使身体平躺，当逼尿肌收缩、括约肌放松时，尿液也会自动排出。因此，我们可以毫不费力地躺着排尿……难怪有些人梦到自己去上厕所，醒来后会发现自己尿床了！

两性差异

男性和女性的排便方式没什么区别，排尿方式和泌尿系统的结构却差别很大。

女性的尿道很短（仅3厘米），尿道内口位于耻骨联合下缘，尿道外口则位于阴蒂下方。

对男性来说，尿道会随着阴茎的勃起而延长。这会使尿道变硬，垂直于耻骨联合。这就是为什么男性在排尿时水流更有力，能够站着排尿而不弄湿自己的脚！在排尿快结束的时候，盆底肌会收缩，帮助阴茎将尿道中最后一点儿尿液排干净（这是完全先天的行为，不需要后天学习）。这样一来，男性每次排尿，都在不知情的情况下锻炼了自己的盆底肌！

值得注意的是，盆底肌收缩并非为了中断排尿——相反，这与盆底肌的性功能有关。

对女性来说，骨盆中有一个中空的通道——阴道。然而，内脏和位于盆底的直肠很容易压迫阴道的空间……这样一来，女性的膀胱或者会向前倾斜，接触腹部肌肉；或者会向后倾斜，向阴道前壁膨出，凸出去一个"小球"。在这两种情况下，膀胱脱离了正常的位置，逼尿肌收缩产生的压力也无法使尿道顺利排尿。

男性体内并不存在阴道这一空腔，其膀胱会受到后方直肠的作用力而保持稳定。男性的膀胱相比于女性的来说更小、更硬，膨胀的幅度也会更小——事实上，男性的下腹部肌肉很少膨胀（我们常说的"啤酒肚"的位置会更靠上一点儿），因为它不需要承载子宫。然而，如果出现前列腺肥大，肥大的前列腺就会压迫尿道，导致排尿受阻。

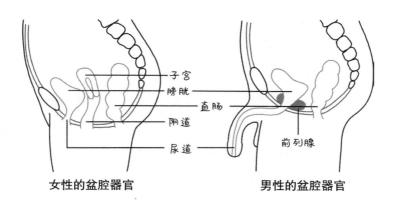

女性的盆腔器官　　　　　　　**男性的盆腔器官**

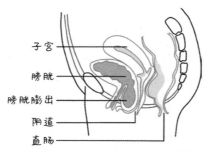

膀胱膨出实例：膀胱向阴道前壁膨出，形成一个尿袋，其中的尿液难以排空

消化系统

消化系统不同于泌尿系统。从进食起，消化系统就开始工作了（分泌唾液、胃酸等物质）。与此同时，肠胃接收到信号，触发胃肠反射。

乙状结肠位于结肠末端，主要功能是储存已经完全消化的食物（即粪便）并将其运输到直肠。接收到信号后，乙状结肠会排出储存的粪便，为新产生的粪便腾出空间。我们形象地称这个过程为"乙状结肠下蛋"，因为乙状结肠会突然向直肠排出一大块粪便，像母鸡下蛋一样。与尿液相反，粪便一般是紧实的固体，粪便填充直肠也并不像尿液填充膀胱那样是连续的。

乙状结肠向直肠运输粪便，粪便到达盆底后我们会随之产生便意。如果我们在有便意时开始排便，并且排便时使直肠和肛门呈一条直线，那么乙状结肠和直肠会轻微收缩，肛门括约肌会随之舒张，粪便就会很顺畅地排出（只要粪便成形且不干硬）。

一般情况下，每次排便后，直肠会完全排空，直到乙状结肠再次"下蛋"。这种生理机制与我们进食和消化的节奏是吻合的，这也是为什么我们控制排便比控制排尿容易得多。

不难理解，一天中第一次也是最强烈的一次便意一般出现在早饭之后。因为在这时，前一天的晚餐已经消化完毕，形成粪便，储存在乙状结肠里等待排出了。

除了进食节奏，便意的产生速度还取决于人体消化、运输食物的速度以及前一餐的食物构成：有些食物在被完全消化之后不会形成粪便；有些食物会在体内发酵，生成各种气体，但是不足以形成足够多的粪便从而引发乙状结肠"下蛋"；还有一些食物需要较长的时间才能被完全消化……

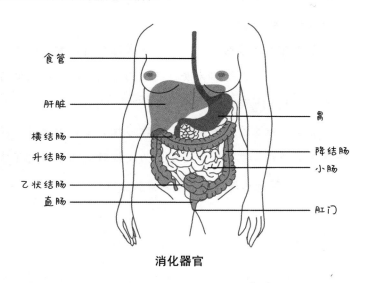

消化器官

　　因此，在遇到消化问题时，我们必须通过诊疗来确定如何调整膳食。如果有便秘症状，则需要根据病因选择合适的清肠食物进行治疗。

有意识地控制大小便

　　你可能注意到了，婴儿通常一吸奶就会立马排便，儿童往往还没吃完饭就想上厕所……这些其实都是消化系统良好运转的体现！

我们所接受的教育让我们有意识地控制排尿和排便，这完全不符合人体的生理规律，还可能严重扰乱生理系统。刻意憋尿、无视尿意的第三阶段对身体很不好，而憋便的后果比憋尿更严重。

你可能还注意到了，男性常常在饭后有便意，女性则不会这么规律……这是因为女性的直肠与阴道相贴，在储存粪便时，直肠会挤压阴道空腔。

此外，女性膀胱的储尿能力比男性更强，但女性的尿意一般会更强烈、更频繁。这是因为女性膀胱的后壁与子宫相贴，子宫给膀胱的弹性支持不如直肠。

两性差异

男性与女性直肠的结构、肛门括约肌的结构以及排便姿势非常相似。

躺着或站着排便对两性来说都很困难。肛直角[①]越大，排便就越容易。因此，蹲姿比较适合排便。这也是为什么儿童会自发地蹲下排便。当婴幼儿需要解决排便问题时，家长们也会抱着孩子的腿，让孩子以类似蹲姿的姿势排便。没有家长会抱着小宝宝的胳膊，让其伸着双腿排便！

---

① 肛直角指直肠下段与肛管轴线形成的夹角。——译者注

动物如何排尿 / 排便？

雌性动物排尿和排便的姿势通常相同。奶牛会抬起尾巴来排尿或排便，它们可以在水平方向上排便，并且粪便非常松软湿润！雌山羊和雌绵羊的粪便通常呈黄豆粒状，母马的粪便则通常呈松软的大球状，它们的排便姿势是一样的。母狗和母猫会蹲下来，像人类一样借助重力的作用排便。它们会抬起尾巴，收紧、挤压腹部（而非像人类那样鼓起肚子！）。这种腹部用力的行为可能是出于它们的食肉习惯会引发便秘——食草动物则不会如此。

与雌性动物相反，雄性动物排尿和排便的姿势非常不一样。公狗排尿时需要抬起后爪并扭动身体。公牛、公绵羊和公马的尿道位于下腹部，在排尿时无须改变站姿，尿液就会直接流到地上。而在排便时它们仍需稍稍抬起尾巴。这种生理构造能够满足繁殖需求，方便它们从后面"骑"到雌性身上进行交配。

对人类来说，两性的排便过程各有特点。男性的排便时间通常比女性的更长。男性在排便时一般不会刻意用力，而女性在排便时则经常用力（有时甚至是下意识地）！这与两性的生理结构差异有关。

女性的直肠通常更富有弹性。由于与阴道相贴，直肠还会有挤压阴道的趋势，这使女性的直肠能够储存更多的粪便。但同时，直肠壁也会被拉长，导致其收缩和排出粪便的能力减弱。因此，假如女性在第一次便意出现时没有排便，那么当乙状结肠第二次"下蛋"时，直肠就有被撑大的可能。这样一来，直肠就会脱离正常位置，向阴道后壁膨出。长此以往，相关肌肉也会变得松弛，直肠壶腹的收缩效果也会因此减弱。

　　除此之外，如果女性在直肠膨出的状态下尝试用力排便，那么此时形成的推力会将大便推向阴道而非肛门！因此，这时的便意会比憋便（收紧肛门括约肌）时更小。

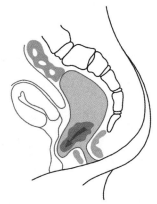

直肠膨出实例：直肠向阴道后壁膨出

　　男性没有阴道这个与直肠挨着的空腔，因此从解剖学角度来看，男性的直肠会受到骶骨、尾骨等结构的反作用力。除非严重便秘，男性都不用为排便苦恼，他们在排便时甚至都无须额外用力。此外，男性在排便时如果腹部用力，就算发力不正确，排便也会轻松许多。这也是为何男性总是会手里拿着一本书，悠闲自在地上厕所……

女性的排便过程相对来说就没那么轻松了，单纯地腹部用力有时并不能帮助女性排便。有些女性在不得已的情况下，需要将手指伸入阴道，按压阴道后壁，对直肠施加反作用力以帮助排便。这种做法通常也会产生便意，促使肛门打开。

了解了这些，就不难理解为何女性比男性更容易得直肠性便秘——她们的粪便已经到达直肠，但是难以排出。直肠性便秘对男性来说很罕见，且多与严重疾病（如肿瘤、瘫痪、扩散性疼痛、神经系统疾病）有关；但对女性而言则很常见，尤其是在坐便器太高，导致肛直角较小的时候！

不论是男性还是女性，每天的第一次便意都是最强烈，但又很容易被控制的，这是因为粪便呈固体状，且直肠富有弹性。

第一次便意会随着盆底肌的主动收缩而消失，粪便会被向上推，肛门括约肌的收缩感也会因此消失。再一次进食后，乙状结肠会将新一轮消化形成的粪便排向直肠，堆在直肠储存的那些粪便上面，这时候粪便对括约肌的刺激就不会那样强烈了，因此便意也不会很强烈。如果这个时候我们还试图憋便，便意很快就会消失。再进食的话，我们会产生第三次便意。而这次更弱，之后更是如此……

渐渐地，直肠中堆叠的粪便会变干、变硬，还会发酵并产生各种气体，肛门括约肌却不会再受到刺激。这时我们如果想要排便，就必须重新激发便意，而做到这一点必须非常用力。然而，假如用力的方式、方向不对，就会形成恶性循环。

你如果关注自己的身体功能，尤其是自主神经系统[①]，就会有一些细微的发现。例如，除腹泻的情况外（因为腹泻是一种疾病，肛门括约肌并不是为排出液体而设计的），男性和女性在排便之前都会先排尿。并且，如果直肠储存的粪便较多，排尿就会先暂停，排便随即开始，排便结束后，排尿又会重新开始。

此外，你可能还发现了，在一般情况下，控制排尿和排便的括约肌都处于收缩状态，并且不会同时打开——同时排尿和排便不符合人体生理结构。

我们尽管每天都会用到盆底，却不一定了解它。我们可以通过观察盆底肌如何工作，了解不同时段尿意、便意的节奏和强度，发现在大小便和控制大小便时可能遇到的问题，大致认识盆底这一部位。

古代医学

古代没有现代的检查仪器和成像设备，观察或询问患者的尿液、大便和呼吸情况是医生们重要的诊断方法。顺便说一句，法语中的问候语"你好吗？"（Comment allez-vous？）其实是"你的排便情况还好吗？"（Comment allez-vous à la selle？）的简化。

---

① 自主神经系统是一种人体控制系统，主要功能是下意识地调节身体功能，如心率、消化速度、呼吸速率、瞳孔反应、排尿、性冲动。——译者注

关注盆底的基本功能、保持盆底的健康非常重要。尽管很多人并不知道盆底到底是什么，但是每个人都知道如何对待它，知道如何调整身体姿态、生活习惯，或者至少知道如何找出并解决问题。

──────── **救救你的盆底！** ────────

盆底功能失常大多是由不良习惯导致的，这与我们受到的教育和社会习俗有关。从相关用品（例如马桶、产床）的设计，到腹部发力将粪便往下推的动作，都可能导致盆底出现问题。

本书的目的之一就是让你重新关注自己的感受，帮助你在了解盆底的基础上，运用相关知识给自己制订合适的康复计划（例如改善饮食习惯，根据身形和身体情况选择一项运动）……当然，你也会在深入了解盆底的过程中学会很多与性有关的小技巧。

生殖功能

自然演变下，男性和女性（包括其他哺乳动物）在性交时身体互相接触并结合：男性的阴茎勃起后进入女性的阴道并射精，精子经由阴道到达子宫颈，而子宫颈会帮助精子继续前进，最终与卵子结合。

人体的生殖系统非常完善，很多内部的结构会适时调整……例如，在利于生殖的排卵期期间，女性的子宫颈会下降到阴道内部（没有生育史的女性，子宫颈会下降 3 厘米左右。女性在怀孕后，子宫颈会下降得更深，而阴道平均长度只有大约 8 厘米）。此时，子宫颈会微微打开（第一次分娩之后会打开得更大），并分泌黏液，让精子更容易通过。

人们很早便意识到，女性在保持倒立的情况下，精子会更容易通过子宫颈（关键在于使骨盆高于胸部，脸的朝向无所谓）。因此，在古代，为了提高怀孕概率，人们开发出了特定的性交体位，让性行为更多以生育为目的。

在试管婴儿手术中，也有这类以增大怀孕概率为目的的做法：为了植入受精卵，方便其通过子宫颈，并最终在子宫底着床，接受手术的女性需要斜躺在床上，保持骨盆高于胸部。

大自然是伟大的设计师

大自然的生物化学机制确保了动物生殖系统的良好运转：在排卵期，相关荷尔蒙的分泌会不知不觉地增强女性的性欲、放松盆底肌，相关信息素（一种类似汗液的无味分泌物，会被同物种的其他个体通过嗅觉器官捕捉到，其中包含的刺激性激素会作用于荷尔蒙系统，引起性欲）的分泌会吸引男性。

其他动物也是如此，比如猴子。一些公猴可能为了让母猴再次开启繁殖期而杀死幼猴。因此，母猴会保护自己的孩子，远离公猴。

很显然，有一些性交姿势会使阴茎更容易深入阴道，然而这些姿势可能并不是为了方便受精而发明的。而且，发明这些姿势的人可能完全不懂解剖学！打比方说，小孩在排便时会自然而然地选择蹲姿；小女孩也会尝试站着小便，但她们会发现这样的姿势并不适合自己；上了栓剂的小孩会不自觉地收紧盆底肌。

不论男性还是女性，人类总能自发找到最适宜的姿势！因此，当男性将阴茎插入阴道时，男性一般会伸直腿部（就像小便时一样），而女性此时无论是在上面还是下面，是平躺还是直立，一般都会弯曲髋部。如果她的腿部始终保持伸展，那么不论她是什么姿势，都表明她现在不想进行性行为！

事实上，弯曲髋关节会打开阴道，并改变骨盆的方向和阴道的开口位置，便于勃起的阴茎进入阴道。将髋部弯曲至少 90° 可以更好地让阴道打开。

与阴茎进入时的姿势相反，女性在高潮时可能伸直腿部，使阴道收缩得更紧，她自己也可以更好地感受到阴道的收缩。

打开肛门则需要像"蹲便"那样大幅度弯曲髋部，或者用其他效果相同的动作，如四肢着地，头朝下。这种姿势也用于肛门直肠检查（如果出现了痔疮或者肛门区域的病变）。

现在我们已经了解了盆底的基本功能，这些功能是已经设计好的、反射性的、下意识的。下面，让我们进一步探索盆底的其他功能，并学习锻炼盆底的各种肌肉。

一组复杂的肌肉群

我们将覆盖盆底的肌肉称为盆底肌，其对应的解剖学术语为"会阴"。这是一组复杂的肌肉群，肌肉构成多层次、多方向。我们常常会看到一些奇怪的图解，上面画着各种环状结构和"8"字形结构……然而，这些图解都画错了，因为它们与盆底的功能并不匹配：神经冲动和相关盆底肌的收缩、舒张无法在这样的肌肉结构下传递和进行！

现代医学成像技术让我们得以重新解析盆底的肌肉结构。事实上，盆底包括多组不同的肌肉，它们各司其职。下面，我们将对它们一一进行研究。

浅层会阴肌

每个人的会阴都不相同，无论是阴唇，还是外阴、阴蒂、阴茎等"外部"生殖器官。总体而言，会阴从外部看起来像一个被分成两个三角形区块的菱形：前部三角形的顶点是耻骨联合，后部三角形的顶点是尾骨，两个三角形区块共享菱形的水平对角线。这条水平对角线就是连接两侧坐骨结节的会阴浅横肌。

浅层会阴肌位于会阴最浅层，活动性很弱，既不会帮助人体控制大小便，也不能支撑腹部脏器。但是，浅层会阴肌对会阴来说有保护作用，而且与性行为有关。这个部位受神经支配，在性行为中扮演着重要的角色，尤其是在采取面对面的正常体位时，该部位会因为耻骨的摩擦而变得异常敏感。

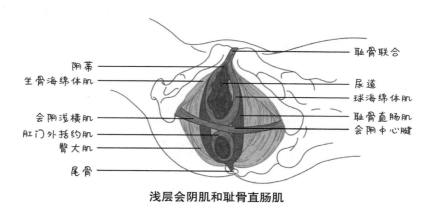

阴蒂
坐骨海绵体肌
会阴浅横肌
肛门外括约肌
臀大肌
尾骨

耻骨联合
尿道
球海绵体肌
耻骨直肠肌
会阴中心腱

浅层会阴肌和耻骨直肠肌

外阴切割（割礼）

被切割过外阴的女性会失去一部分会阴，因为她们的阴蒂和小阴唇都被切除了。由于这并不会对大小便和生育造成严重影响，也不会导致生命危险，这类伤害身体的行为仍然存在。但很显然，外阴切割可能导致伤口感染、组织纤维化等问题，其严重性超出影响性冲动和性快感的范畴，最终可能影响女性的身体健康和生育能力。

浅层会阴肌包含不同肌肉：一个是球海绵体肌，其两端分别是耻骨联合和会阴中心腱（位于会阴水平对角线上）。球海绵体肌是一对细小的肌肉，从阴蒂向两侧延伸，负责缩窄外阴口并保持其大小。

此外还有从阴蒂向两侧延伸的前庭球和从阴蒂向坐骨延伸的坐骨海绵体肌（像挂在会阴两侧的一对窗帘），两对肌肉的另一端都位于会阴的水平对角线上。

耻骨直肠肌

耻骨直肠肌是唯一一块跨越会阴前、后部三角形的肌肉。这块肌肉起于耻骨，向后下方延伸，绕过阴道或前列腺的外侧，止于肛管直肠连接处的后方，左右两侧的耻骨直肠肌联合成"U"字形。

耻骨直肠肌的前端位于耻骨联合的两侧。由于耻骨联合的位置比肛门更靠上，所以耻骨直肠肌在收缩时会将肛门向前部和上部拉动，使肛直角变小，帮助人体控制排便。

在肛门、尾骨和耻骨直肠肌之间，有一个弹性很弱的结构：肛尾缝。这个结构负责连接尾骨和肛门。耻骨直肠肌收缩时，肛门会被拉向前部，肛尾缝也随之将尾骨拉向前部。这一过程需要骶尾关节的参与。

由此可以看出，耻骨直肠肌负责控制大小便，包括基础的节制作用（人有意识地控制不排便）以及在紧急情况下憋住大小便：当括约肌不堪重负（如膀胱中尿液过多、腹泻）时，耻骨直肠肌的有意识收缩可以让人在去上厕所前再憋一小会儿。当然，这肯定有时间限制……

当耻骨直肠肌快坚持不住的时候，人体也会利用别的肌肉憋住大小便，例如大腿内收肌或者臀肌。这也证明了盆底肌并非孤立的肌肉群，而与人体的其他肌肉以及身体姿势紧密相关。

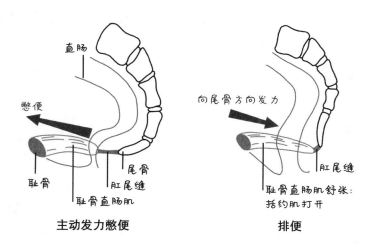

主动发力憋便　　　　　　　　　排便

会阴浅横肌

会阴浅横肌在会阴这个"菱形"的水平对角线上，将会阴前部的尿生殖三角（此区域对男性而言有阴茎，对女性而言有阴蒂、尿道和阴道）和后部的肛三角（包括肛管和尾骨）隔开。

这块肌肉的活动性较弱，但这恰恰是好事，因为这块肌肉的活动性与坐骨的活动性有关，而坐骨的活动性又与骶髂关节和耻骨联合的活动性息息相关。如果这些部位活动性过强，有很多关节会受到压迫并引发疼痛，骨盆会趋于"散架"！

事实上，会阴浅横肌起着稳定骨盆的作用。这块肌肉（包括会阴中心腱）基本没有什么弹性，肌纤维也很少。会阴浅横肌在感知便意和女性分娩中发挥着重要作用，能够防止产妇分娩时将子宫同婴儿一起"排出"。人们对会阴浅横肌的了解很少，在康复训练中也很少锻炼这块肌肉。后面我们将会了解一些由会阴浅横肌发生病变所导致的盆底病症。

深层会阴肌

深层会阴肌的各肌肉位于阴道或直肠侧壁。它们分别是坐尾肌、髂尾肌和耻尾肌。这几块肌肉都集中在尾骨的两侧。

坐尾肌从坐骨棘延伸到尾骨；在尾骨的两侧各有一条。其中一侧的坐尾肌如果收缩，就会将尾骨拉向这一侧，但同时，另一侧的坐尾肌会阻止尾骨的这一运动。因此，人体的坐尾肌活动性很弱，不像动物的尾巴一样可以左右摇摆！这种弱活动性可以保持尾骨稳定，防止尾骨和骶骨侧弯。

髂尾肌的活动性仅次于耻骨直肠肌。髂骨肌收缩时，肌肉中心会膨胀。髂尾肌的形状像一个半圆顶，贴在阴道侧壁上，会减小阴道的空腔大小。

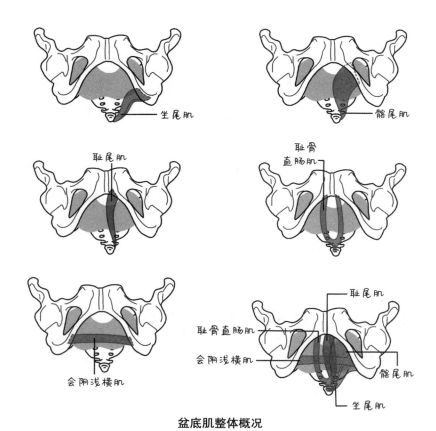

盆底肌整体概况

当这些肌肉收缩时，它们会向阴道中间彼此靠拢，在子宫颈下面形成一种隔膜，在垂直方向上帮助支撑子宫、膀胱、肠道等脏器。我们可以有意识地收缩这些肌肉，但收缩的感觉不都像收缩耻骨直肠肌那样明显，幅度也不会那么大。在检查阴道过程中，我们可以尝试用手指伸入阴道，给阴道侧壁施加压力，这时再收缩这些肌肉，就会更容易感受到它们的存在。此外，这些肌肉会在高潮的时候反射性收缩。

由于上述几块肌肉的朝向各异，它们显然不能参与括约肌或阴道口的闭合过程，只能在张开过程中发挥作用。因此，在这一层面上来说，它们是耻骨直肠肌的拮抗肌，对康复训练和性行为有重要意义。

需要注意的是，耻骨直肠肌如果在男性射精时收缩，就会使射精过程受阻。对女性而言，耻骨直肠肌收缩会关闭阴道的入口，也会阻碍性高潮。因此，在性高潮时，耻骨直肠肌的拮抗肌会下意识地收缩，以使生理活动正常进行。

有意识地控制盆底肌：收缩和放松

我们每天都会不知不觉地收缩盆底肌。现在，让我们学习有意识地收缩盆底肌。

在坐姿下收缩盆底肌

想要感受盆底肌，最简单的办法就是坐下来，感受椅面（或者地面、垫子）对盆底的支撑点。

- 坐直身体，不要弓背。现在，想象你现在有尿意、便意，或者需要放个屁，并尽可能地使劲憋住。
- 感受盆底与椅面的接触部位、盆底的支撑点，之后放松。
- 感觉怎么样？试图憋尿、憋便时和放松时，盆底与椅面的接触部位一样吗？

理论上说，两种情况下的感觉应当不同。努力憋尿或憋便时，我们通常有一种肛门位置"上升"的感觉。此时盆底与椅面的接触面积会变小，坐骨承受的压力会变大。放松时则反之。

收紧盆底肌与收紧臀肌的区别

如果把手指放在坐骨上，尝试使劲憋尿，你会感到臀部在动。

有人会据此认为憋尿就是收紧臀部，但事实并非如此。坐姿下收紧臀肌会使身体上升，这一表现很明显！而收紧盆底肌时，臀部虽然也会在盆底肌的带动下向中心靠拢，但与单纯的收紧臀部完全不同——此时，肛门会被上提。

事实上，正确的坐姿可以很好地锻炼盆底肌。其原理在于：臀部两侧本来是"隔开"的，你需要刻意收紧才可以让臀部靠拢，这是一种有意识的、主动的收缩。

不受大腿内收肌干扰

你或许已经注意到，在使劲憋便时，膝盖不会靠拢。这是因为大腿内收肌此时是舒张的，处于坐姿时也是一样，但在其他姿势下则并非如此。

在坐姿下，我们对盆底肌的感受会更明显，并且不会有其他肌肉收缩干扰我们的感知。这时只要感觉到了肌肉运动，就说明我们成功收紧了盆底肌！也许这是我们第一次自己主动控制这个肌肉群运动。

腹肌呢？

把一只手放在下腹部，耻骨联合上方、大约与阴毛持平的位置，然后发力憋尿。你的手指也许会感觉下腹部里有一股压力，尽管此刻你并没有刻意收紧腹部。这并非我们在健身房锻炼腹肌时腹直肌或腹斜肌的收缩（使胸部向骨盆靠近的收缩），而是骨盆各骨间的轻微运动使得腹部下意识绷紧（后面将详细说明）。

自己试一试吧！

如果在膀胱储满尿液时尝试憋尿，收紧盆底肌，结果可能适得其反：尿意也许会因为膀胱受到挤压而变得更强烈，反倒憋不住尿了！不过这倒可以确定你使对劲了（盆底肌收缩了）！

在其他姿势下放松盆底肌

姿势 1：四肢着地，双手向前，身体重心在后，将臀部移动到膝盖之后一点儿的位置。自然放松脊柱，不要刻意弓背。然后开始感受呼吸。

你会感觉到自己正在很自然地进行腹式呼吸。呼气时，腹部会微微内收，吸气时，腹部重新被撑大，就像四足动物和儿童一样……

现在，请收缩耻骨直肠肌，假装在憋便。这是可以做到的，你甚至会觉得这很轻松，但是感觉不如在坐姿下明显。此时你不会产生盆底"抬升"的感觉，盆底没有负荷，盆底肌会微微收缩。

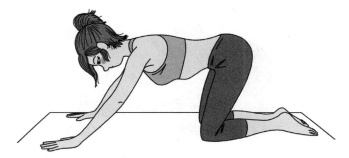

姿势 1：用这种姿势呼吸时，呼气时腹部内收，吸气时腹部放松

姿势 2（无图示）：在猫式伸展姿势（双腿跪下，肘关节着地）下，盆底后部很难关闭。你可能感到此时盆底肌像美式酒吧里那种两扇的弹簧门一样：当你咳一下，它们就向内打开；当你用力向下推，它们就向外打开；最后又回到没有闭合，微微打开、上提，且放松的"中间状态"。

姿势 3（无图示）：在仰卧姿势下，膝盖弯曲，双脚平放于地面，坚持住。这时臀肌、大腿内收肌、腹肌等肌肉会连带收缩，并且你很难保持骨盆不动而让盆底肌单独发力。

将骨盆底部稍稍抬起，你将更明显地感觉到盆底肌的收缩感（尤其是在臀部附近），臀肌会辅助发力，完全不像在姿势 2 下那样难发力！

姿势 4：把一个垫子放于臀部下方，并试图让大腿靠近肚子。这时你的感觉应该和在姿势 2 下差不多。

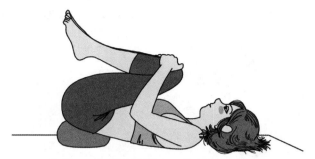

姿势 4：在这个姿势下，盆底肌是放松的

有效的盆底康复训练需要运用不同姿势来调动不同肌肉，以使盆底功能回归最佳状态。最基础的动作就是收缩盆底肌，找到"憋尿、憋便"的感觉。这类训练就像肱二头肌训练一样，不应局限于最基础的动作（小臂向大臂抬起），也应设置阻力，采取不同的训练强度，如在肘关节伸展状态下持重或拉伸。这些都是为了防止肌肉肥大或僵硬，开发肌肉的潜能。

盆底活动的关键：尾骨和骶骨

为了更好地说明盆底的工作机制，我们有必要带入人体的其他部位，从而更好地理解盆底和尾骨、骶骨的关系。

尾骨的作用

将一根手指放在尾骨的尖端（即前倾身体时臀沟的顶端）并收缩盆底肌，你会感觉到尾骨的尖端向前移动并远离手指。而在盆底肌放松后，尾骨又回归原位。

动物除了尾骨之外还有尾巴。收缩盆底肌与动物受惊时"把尾巴夹在两腿之间"相似。你如果更用力地做这个动作，下背部就会弓起，就像猫弓起身子那样。

尾骨：尾巴退化的遗留物

尾骨的位置比较固定，它通过会阴缝和耻骨直肠肌与耻骨相连。这种结构让我们能够坐在坐骨上面，而动物则必须把尾巴放一边，以免坐到上面。尾骨辅助封闭骨盆底部，这是由人的两足行走特征决定的……

尾骨的侧面被坐尾肌支撑并连接到坐骨棘的两侧。人只能使尾骨前后运动（从后向前移动，随后复位），无法像动物甩尾巴那样横向摆动尾骨，因为在收缩一侧肌肉的同时，另一侧肌肉就会施加一个反作用力，阻止尾骨横向运动。

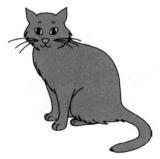

猫坐下时，会把尾巴放在一边

感受尾骨的运动非常重要，这可以让我们感受相关肌肉收缩的幅度，从而正确地进行骨盆倾斜运动。很多人并不会正确地倾斜骨盆，而错误动作对身体的危害非常大。

为了保护我们的背部、腹部和盆底，转动骨盆时应从盆底发力（就像猫一样）！

当然，由于尾巴比较长，动物转动骨盆的运动幅度会比人的大得多。而人尾椎骨的长度大约和人食指第二关节一样——这意味着杠杆臂非常短！

尾骨还会下意识地进行第二种运动：在排便或分娩时向后移动。这是一个由内部推力产生的运动，人用力将尾骨沿着"脐－尾骨"轴向下推，与排便、分娩时的用力方式一样。对动物来说，这个动作相当于抬起尾巴。当推力消失，尾骨也会随之回到原位。

总的来说，尾骨可以前后运动。盆底肌在交替收缩（类似动物夹尾巴，可帮助人控制大小便）和后推（类似动物抬尾巴，扩张括约肌，可帮助人排便和分娩）时，会产生 46° 的夹角和 3 厘米的移动距离，这是个相当大的幅度，尤其是对分娩来说。

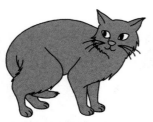

猫夹尾巴的动作与人憋便
的动作机制类似

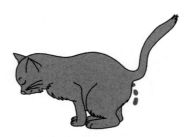

猫在排便时需要抬起尾巴

由于生理结构的限制，人在站姿下很难排便。因为此时耻骨直肠肌会收缩，尾骨会被拉向前方，肛门处于自动封闭的状态，骨盆也保持在相对封闭的状态。

学习了上文的知识后，我们明白，尾骨如果无法移动就会出现问题。事实上，尾骨是盆底运动的关键部位，但当今多数解剖图解并未突出它的主要作用。下图是尾骨运动的图解，盆底大多数肌肉的命名都与尾骨有关（如耻尾肌、髂尾肌、坐尾肌），却很少有人了解尾骨本身的重要性。

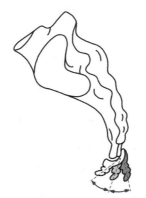

尾骨的前后运动非常重要

骶骨的作用

为了更好地理解盆底的功能，我们需要大致了解骶骨的两种运动方式："点头"运动和"反点头"运动[1]。

---

[1]　骶骨的前屈动作被称为"点头"运动，后伸动作被称为"反点头"运动。——译者注

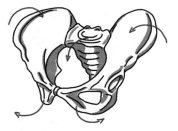 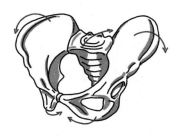

"点头"运动（骨盆下口打开）　　　　"反点头"运动（骨盆下口闭合）

骶骨和髂骨位于人体的下背部，二者由关节（即骶髂关节）连接。从外部观察，我们能看到骶髂关节形成的凹陷，即"腰骶窝"。这一区域的异常通常会引发坐骨神经痛，但痛感一般不会蔓延到腿部。在过度劳累时或女性处于生理期或妊娠期时，下背部常有钳夹般的刺痛感或被横杆压迫般的坠痛感。此外，运动方式不当、关节活动过度、相关神经被压迫等因素都会造成上述疼痛。

事实上，多亏了骶髂关节，骶骨才得以做出相对髂骨的两个方向上的转向运动。一种是向前、向下的"点头"运动，骨盆下口随之打开（动物翘起尾巴时就包含这一运动）。另一种是向后、向上的"反点头"运动，骨盆下口随之闭合，同时骨盆入口扩张。"反点头"运动有助于人类的盆底肌在站姿下正常工作、控制大小便，在女性分娩时有助于婴儿进入盆腔。

如果人的骶髂关节出现绞锁现象，甚至骶尾关节已经纤维化，那么这时骶骨便无法做这两种转向运动。如果人的骨盆下口难以打开，就会排便困难（甚至难产），引发出口梗阻型便秘；相反，如果骨盆下口难以闭合，就会排便失禁。

上述与骶髂关节相关的病症会影响耻骨直肠肌的运动，在这些情况下，增强耻骨直肠肌的力量没有任何意义。想象一下，当肘关节绞锁、无法弯曲或无法伸直时，肱二头肌是完全无法控制小臂运动的。因此，此时无论是进行增强肱二头肌力量的练习，还是按摩放松，都毫无作用！只有让肘关节重新动起来，才能解决问题。

目前，针对盆底的康复训练常常止于肌肉强化训练，而忽视了关节的活动性和弹性……

我们已经介绍了盆底肌的复杂构造，其中每一块肌肉都有特定的生理功能，这让我们可以对症下药。然而，不是所有事情都能按计划进行……

盆底肌无法活动？

其实它可以活动，只是你感觉不到

有些人在耻骨直肠肌感知训练中什么也感觉不到。在用力收缩和舒张肌肉的过程中，他们感觉不到特定肌肉的活动。这并不一定是肌肉没动，而可能是肌肉感知缺失。在这种情况下，肌肉是在活动的，从外部观察就可以看见肌肉的收缩和舒张。例如在妇科检查中，医生可以清楚地观察到被检查者肛门的提升和会阴中心腱的活动，而被检查者本人没有任何感觉。这种感知缺失多出现在女性身上——男性阴茎和睾丸的活动相比之下要明显得多，所以更容易被感知到。这也是为何很多年轻、爱运动的女性也存在肌肉感知缺失，她们或许认为盆底肌运动的幅度本应更大一些……但盆底肌可不是肱二头肌！

你如果有肌肉感知缺失的情况，不妨对着镜子，将手指放在外阴和肛门之间，这样你就会感觉到盆底肌的活动。感受尾骨的运动也是很好的检查方法。

生过孩子后，肌肉感知更明显

在给助产士和理疗师上课时，我发现了一种奇怪的现象：那些没生过孩子的年轻女学生，虽然盆底健康，肌肉系统也没有问题，但是她们对盆底肌的运动并不敏感；而那些有生育史或盆底功能异常的女性，对盆底肌的运动反倒更敏感一些……这样看来，未生育的年轻女性暂无须为自己的盆底健康忧虑（但情况会随着怀孕而改变），而已经生育的女性也多少可以得到些许心理上的安慰。

著名的中断排尿法

大家肯定都听说过这种盆底肌训练方法：在排尿中途有意识地收缩盆底肌，从而中断排尿。

这种方法可以让我们直观地感受到盆底肌主动收缩的力量以及肌肉在疲劳、放松和紧张时的不同状态。但是，千万不要用这种方法锻炼肌肉！首先，如果膀胱中的尿液不能排空，大量微生物将会在尿道滋生，可能引发尿路感染。其次，排尿（括约肌放松，逼尿肌收缩……）是人体正常的生理活动，一旦开始便不应被随便中断。如果强行中断排尿，排尿系统可能因此出现异常，甚至导致尿失禁。

盆底肌确实无法活动

还有一种情况，一个人尽管没有任何身体上的不适（没有大小便失禁的问题，没有任何疼痛感），也没有任何其他异常迹象，但其盆底肌无法活动。这是一种盆底功能异常现象，因为盆底肌在正常情况下是可以活动的！

骨骼结构性问题

尾骨的这些问题常常被忽视，但归根结底，这些问题往往又是病症的根源。

尾骨脱臼并前移。这种情况非常常见！臀部摔到地上常常造成尾骨脱臼（多见于儿童）。

有一位患者摔倒后，感到尾骨的位置非常疼，咳嗽、打喷嚏或大笑时更疼。（这充分说明了盆底肌和膈肌是相互联系的！）对这位患者来说，深呼吸更不可能，因为那样就更疼了。最初几天，她只能翘起一边屁股半坐着，一旦压到尾骨就会很疼。几周过后，疼痛感忽然消失了，好像一切都恢复了正常。事实上，疼痛感消失是因为尾骨脱臼后被固定住了，这和我们固定住扭伤的手腕是一个道理。尾骨脱臼会导致关节变形，尾骨前端会因此向内弯曲（呈鱼钩状）。久而久之，相关关节周围的韧带会僵化，继而纤维化，像一串生锈的链条一样无法正常活动。

尾骨如果无法正常活动，就会影响盆底肌的正常功能。尾椎骨向内弯曲，会影响肛门的打开和直肠的排便。而直肠无法完全排空会扰乱排便的生理规律。便意的产生出现异常，可能导致直肠向阴道后壁呈囊袋状膨出（即直肠膨出，详情请看第 30 页的案例图解）……长此以往，排便会越来越困难，并出现排便不尽的问题，形成恶性循环，加深直肠膨出的程度。

有的人尾骨天生有问题

有些人的尾骨生下来就向内弯曲，呈鱼钩状，这种特殊的形态并不是因为曾受到外部撞击。类似地，也有一些人天生骶骨凹陷，存在排便困难的问题。这就是为何一些女性不能用最符合人体生理结构的姿势（即蹲便的姿势，双脚平行蹲下）上厕所：她们必须先让身体后仰，弓起背部，然后再蹲下。在这种情况下，大便在人体内的排出路线比较曲折。

尾骨脱臼并后移。女性在分娩时，原本脱臼前移的尾骨可能因压力而脱位后移……几年后，便秘的老毛病没有了，大便失禁的新问题却出现了。

在常见的分娩姿势下，产妇的骶骨是被卡住的，不能做"点头"运动（类似动物抬尾巴的运动），这会加重尾骨的负担。如果此时尾骨呈鱼钩状，且不能活动，新生儿的头部就会被卡在肚脐和尾骨之间，无法通过下方的耻骨联合。如果婴儿长时间被卡住，对产妇和婴儿都不好。这种情况下，助产士由上往下推肚子的传统办法并不能奏效。如果此时太过用力，产妇的骶尾关节就会被折断（有时可以听到折断声），造成尾骨脱臼后移——使用产钳往往也会导致这个结果……不过，婴儿被卡住时，使用产钳是很有必要的，毕竟不能让婴儿一直受苦。

尾骨和分娩

在坐位分娩之前，医生一般会用扫描仪测量产妇的骨盆数据。需要注意的是，如果产妇的尾骨呈鱼钩状，医生往往会建议剖宫产。在没有进行扫描的情况下，妊娠期出现的尾骨问题也可被视为危险信号。即使是胎头朝下，医生和产妇也应注意分析风险，进行矫正，或者选择适当的分娩姿势，使骨盆下部有更大的空间。

一般来说，如果在分娩过程中骶尾关节被折断，孕妇并不会感受到疼痛：这首先是麻药（硬膜外麻醉或者局部麻醉）的作用，同时也是因为骨关节受到压迫和组织水肿导致孕妇对疼痛的敏感度下降了……但是产妇在分娩之后的几天会很痛苦！尾骨脱臼会导致分娩后的产妇在坐姿情况下感到明显疼痛，尤其是在咳嗽、大笑或打喷嚏时……并且，产妇只要尝试收缩盆底肌肉（比如憋尿）就会引发剧痛，排便则更痛苦。在这种情况下，产妇需要吃强效止痛药，但这种药常常会引起便秘。在几周内，产妇都只能抬起一边屁股半坐着，扭着身子，行动非常不便，深呼吸也会很疼。然后，忽然有一天，一点儿也不疼了……这是因为骨头动不了了！这时骨关节已经发生了纤维化，相关的韧带和肌腱也变得僵硬。这样一来，产妇的肛门会始终呈打开状态，耻骨直肠肌呈放松状态——这是排便和分娩的理想状态，但这样产妇就不能控制排便了。

如果没有耻骨直肠肌的帮助，要保证基本的排泄，肛门外括约肌就必须经常收缩，很可能导致肛门外括约肌由于负担过重而过度疲劳。因此，即使盆底肌没有在分娩过程中撕裂或断裂，产妇在几年后也可能出现排便失禁的问题……这是因为她们虽然盆底肌完好，疼痛也消失了，但盆底肌不能正常运动了。有些患者在生完孩子四十多年之后，身体才会出现这些问题，然而医生一般不会把这些问题与多年前的分娩联系在一起。

尾骨脱臼了，该怎么办？

任何位置的脱臼都应想办法矫正！如果一边肩膀脱臼了，你当然不会一直不管它！然而，由于尾骨位于人体阴部，治疗需要直肠指检，很多人都不愿接受治疗……

如果一位女性摔到地上，尾骨脱臼了，她需要立马看病，接受治疗。否则，在她分娩时助产士发现尾骨呈鱼钩状，情况就会非常棘手。

对一些女性来说，尾骨处的疼痛可能是怀孕的信号。事实上，荷尔蒙会让关节更加灵活，使原本脱臼的尾骨暂时得以重新活动。但是由于关节始终是错位的，女性所以还是会有疼痛感。这是一个绝好的治疗机会！只要尾骨可以重新活动（包括在分娩过程中），女性就有机会让所有骨骼和关节复位，恢复正常功能。虽然尾骨的疼痛常被忽视（有的医生会说："没办法，女士，这是怀孕之后荷尔蒙的作用……"），但这关系到孕妇产后的盆底健康。一般来说，患者需要找专业的、有经验的正骨大夫做这种复位手术，但是在法国，正骨大夫不能触碰患者的阴道和直肠部位，只有助产士、理疗师及持有相应处方权或证书的医生才可以，而这些人并不会接受正骨方面的培训。

--------------- ✿救救你的盆底！✿ ---------------

分娩之后，助产士或者医生绝不能放任脱臼的尾骨不管，一定要缝合被撕裂的盆底肌肉和被切开的外阴。可惜的是，助产士或者医学生的专业课中并不会出现这些内容，产科医生、妇科医生和胃肠科医生甚至对此也不熟悉。

尾骨作为盆底的关键部件，与盆底后部和耻骨直肠肌的正常工作息息相关。然而不管是在体检、功能障碍分析中，还是在康复训练中，尾骨往往都会被忽视。当关节绞锁的时候，我们总是关注肌肉的问题。在康复训练中，我们也会聚焦于如何恢复肌肉功能，完全走错了方向……

顺利分娩之后，助产士或医生应该在缝合之前立刻将尾骨复位，然后才能让产妇离开产床。复位的过程不会太痛苦，因为一般来说，分娩困难时都会对产妇进行硬膜外麻醉或者局部麻醉。而且，这时的肌肉很放松，尤其是盆底肌肉。妈妈在看到自己的孩子时也会放松下来，完全不会感到害怕。此时复位尾骨会比较容易。

如果助产士或医生放任不管，一周之后产妇会出现疼痛和肌肉挛缩的症状，背部也会因为不良的体态受到损伤，做"冰冷的"直肠检查时盆底肌也会很紧张。因此，将这部分知识纳入产科学的研究范围很有必要。尾骨正位没那么难，却非常重要。

在没有助产士的国家

尽管接生婆的动作有时候非常粗暴，但是她们会将产妇的尾骨复位，不管是产前还是产后……在土耳其，产妇在产后会去一次土耳其浴室，那里会有专门的按摩师为其正骨。

如何测试尾骨的活动性？

尝试在多种姿势（如坐姿前倾、跪姿、臀桥式）下用盆底肌发力，找憋便的感觉，感受尾骨的活动。你如果在这几种姿势下都不能感觉到尾骨的运动，可以用力按压尾骨，看看能不能让其移动，当然这可能有些痛。

如果在按压时尾骨可以活动，那么，要么是肌肉有问题，要么是对肌肉的控制有问题。针对不同病因，你应采取不同的康复策略。

盆底肌无法运动的原因

三种可能

神经系统问题。这类问题多见于下肢瘫痪者，或由事故造成的脊髓损伤、多发性硬化症、畸形（脊椎裂）患者……一般来说，通常治疗师和患者都很了解这些状况，治疗师会尽其所能，治疗手段（如使用神经刺激器、人工括约肌）也更复杂。

盆底肌无力。盆底肌（事实上是耻骨直肠肌）力量薄弱，收缩幅度很小。在骨盆区域打了石膏或者长期不运动的人，经常出现肌肉无力的情况，必须刺激它才能使其变强。

盆底肌为什么会无力呢？有的人天生强壮，肌肉发达，而有的人天生肌张力较弱，肌肉松弛，即使努力锻炼也很难把肱二头肌和腹肌练强壮……

我们不能苛求每个人都能获得同样的恢复效果，因此产妇在产前了解盆底肌的状态非常重要。并非所有问题都是分娩造成的，也并非所有问题都可以被成功避开，有些人应该在产前强化盆底肌，而有些人则应该进行放松。

—————— ❧ **救救你的盆底！** ❧ ——————

法国当今的卫生保健系统中，人们只在产后才会关注盆底肌，却不会在产前做任何预防措施。

对于分娩过程，我们往往只关注肌肉的完整性，研究方向聚焦于外阴切开术、盆底肌撕裂伤、伤口缝合技术、分娩时对盆底的支撑，还有剖宫产技术。医生之所以会采取剖宫产，是因为它可以避免婴儿穿过盆底。

我们总是认为"完好"的盆底就肯定功能正常……然而事实远没有这么简单。有些女性的盆底早在分娩之前就已经受损到无法正常工作了，而有些女性的盆底虽然完好无缺，但是功能受损，不能正常地控制大小便、排泄、进行性行为、分娩……

对天生肌张力（一般不仅仅是盆底肌肉的张力）较低的人来说，为了保持相同强度的肌张力，他们往往需要比肌张力较强的人花费更多力气。更需要注意的是，他们必须长时间保持这种高强度的发力。这对天生肌张力较弱的人显然很不公平，会消耗大量的体力。因此，他们必须采取合适的治疗方案，或辅以其他间接疗法，避免长期康复过程过于单调。

盆底肌和其他肌肉一样，也可能由于缺乏蛋白质的摄入、突然消瘦、服用药物、荷尔蒙变化或过度疲劳等因素而弱化。而超重——尤其是短时间内增重几千克——会增加盆底肌的负担并使其疲劳。怀孕当然也有一定风险，因为这会不可避免地增加体重，并且怀孕期间分泌的荷尔蒙会让盆底肌放松（分娩后也会如此）。此外，吸烟也会因阻止体内雌激素的合成而导致盆底肌放松。

最后，对相信能量疗法的人来说，能量消耗会减弱盆底肌的肌张力。中医理论就是基于这种人体的整体观念而发展起来的。

肌张力过强。有些肌肉无法运动是因为它们一直处于紧绷状态。这种问题可能是天生的，也可能是后天错误的姿势造成的。请你将小臂抬向大臂，也可以用另一只手抬起小臂，然后用一根绳子将小臂和大臂捆绑在一起，将其固定。这时，你的肱二头肌是球状的、缩短的，尽管它并未主动收缩。这时你如果尝试收缩肱二头肌，会发现它并不会有任何运动，只会变得稍硬一点。如果一直不解开绳子，多年以后，你将无法伸直手臂。即使肘关节完好，那时的肱二头肌也将保持紧张、收缩的状态，必须一点一点地进行康复训练，肌肉才能慢慢恢复弹性。

有些人盆底肌肌张力过强，是因为骨盆几乎不运动，坐骨、坐骨棘和尾骨僵化，骨盆只作为一个整体相对于脊柱运动，而组成骨盆的各个骨骼之间没有任何运动。这种情况在舞蹈家中特别常见，尽管她们的肌肉都比较强壮，但他们的体态总是"向外的"——大腿打开、脚朝外。这种有助于憋便的姿势，对她们来说成了一种"天生"的姿势：她们一般很小就开始训练，训练强度又始终很大。这样一来，我们会很容易认出一个典型的舞者：她的脚趾会朝外，因为各种拉伸运动都需要她这样做；即使睡觉时，她的股骨也会外旋！然而，在正常情况下（比如四肢爬行、健身中的压杠铃俯身起时，还有睡眠中转换仰卧和侧卧时），股骨的内旋和外旋应该是交替进行的。

一般来说，很多身材高大的女性运动员（如女骑手和女体操运动员）都会有盆底肌紧张的问题，尽管她们并未生育，盆底也没有任何功能异常。这些人常有便秘或在运动（跳跃、跑步）时失禁的问题，这些都说明盆底肌完好、强壮并不意味着它能正常工作。

❧ 救救你的盆底！ ❧

盆底肌的弹性与日常生活息息相关：我们的日常动作应使盆底在各个可能的方向上充分运动。如果我们可以做到下述这些——用头顶东西或者用后背背东西；弯腰时背部挺直；不瘫在沙发上或很不舒适的椅子上，而是躺在地上或坐在低矮的椅子上；尽可能采用蹲姿如厕——那么盆底就会随着骨盆一起运动，在不同方向上伸展，而不必整天受到重力压迫。

肌张力过强且姿势僵硬怎么办？

按摩虽然很有趣，可以帮助我们更好地了解人体，促进血液循环，但并不能解决体态僵硬以及关节绞锁造成的肌肉紧张等问题。就像上文所说的，如果用一根绳子将小臂和大臂捆绑在一起，那么即使按摩肱二头肌也毫无作用！这时手臂姿态得以保持，并非因为肱二头肌主动收缩，而是因为绳子使肱二头肌被动紧张。

要想解决盆底肌过度紧张的问题，我们就必须改变"静止"的状态，通过改变体态拉伸盆底肌，让骶髂关节重新活动起来：股骨内旋、四肢着地、重新平衡使股骨旋转的肌肉。并且，我们应时常变换姿势，必要时可以变换成股骨内旋的分娩姿势，但注意不要采用那种股骨外旋的最常见的分娩姿势。

非结构性原因

有些女性在主动收缩盆底肌时会感到不适，或无法忍受妇科检查。（妇科检查确实会造成一些不适感。但对某些女性来说，妇科检查堪称是一种折磨……）这种情况体现了一种与性行为有关的特殊心理，也许与一些被压抑的心理创伤相关。如果检查者足够用心，那么他应尝试与被检查者讨论这个问题，并引导其接受适当的心理疏导。

相反，也有一些人的盆底肌是完全"无感"的——就像被麻醉了一般。这些患者非常放松，检查过程非常顺利，不管是妇科检查还是肛门检查，这些患者都很"放得开"。但同时，即使在检查过程中按压会阴、耻骨直肠肌、阴道、直肠侧壁，她们也没有任何感觉与反应……这种情况应该引起医生的注意，尤其是当妇科检查顺利进行没有异常的时候，尽管这种情况较难辨认。

医生需要非常细心才能察觉到患者的肌肉感知缺失。这种肌肉感知缺失一般是因为一种分离性感觉障碍。患者无论是在产生便意、尿意还是进行性行为时，虽然能控制身体的其他部分，但对某一特定部位没有任何感觉，仿佛那一部位"不是她们自己的"。

儿童时期遭受性虐待

虽不能草率地一概而论，但我们有必要承认，孩子在童年时都有受到性虐待的可能，即使孩子没有说——或没有意识到，或把这段经历压抑在了心里。性虐待不一定指强奸或强行插入阴茎，也可能是偷窥、冒昧的目光、侵犯隐私、抚摸私处的要求和性骚扰等。这些行为往往来自身边的人（兄弟、叔叔、父亲、继父、朋友、老师……），并且对受害者来说尚未达到强奸的范畴。受害者甚至会因为没能及时制止他人的行为，而认为自己也是同谋。大多数情况下，施虐者会操控受害者的精神。

性虐待对受害者造成的心理创伤十分严重，有时还会对身体造成伤害。我们发现，很多遭受性虐待的儿童有腹痛、便秘、尿床和饮食失调等问题。很多女性受害者的性生活会出现问题，比如进行性行为时毫无感觉或感到恶心、性欲亢进。还有些人会在怀孕之后出现问题：有人选择人流，有人会遭遇不明原因的流产；有人因为婴儿在体内的运动感到不适；有人害怕分娩；有人在分娩时不得不借助产钳，造成严重的盆底撕裂；有人的剖宫产过程如灾难一般；有人母乳喂养困难……

可能还有一种很特殊的现象：在粪便将要排出时，肛门开始剧烈痉挛，导致排便受阻。患者常常需要花很长时间蹲在厕所，排便后还会出现疼痛症状。我们称这种不受主观控制的痉挛为肛门痉挛（类似地，阴道痉挛也是一种不受控制的肌肉痉挛，会阻碍阴茎插入，也会影响妇科检查）。即使产妇盆底关节结构相当灵活，肛门痉挛在胎儿到达盆底时也可能复发。肛门痉挛很可能阻止胎儿出生。

很多肛门痉挛患者在分娩时肛门括约肌遭到严重撕裂。因此，助产士有必要在孕妇分娩之时确认其是否有这一问题，并采取相应的措施降低风险。

阴道痉挛和肛门痉挛

阴道痉挛和肛门痉挛都属于盆底问题，但与盆底肌无关。肌肉无论多么强大，都不可能长时间保持最大程度的收缩。然而，在阴道痉挛时，肌肉不会因为疲劳而停止收缩。阴道痉挛患者的盆底肌不一定有很强的主动收缩能力。

导致这类痉挛的原因不在于肌肉，目前的科学还没有找到病因以及正确的解决方法。有关这类问题的心理治疗研究的结果不尽相同，肌肉训练疗法的效果也不大。目前已知的是，相较于严格的盆底肌康复训练，注重调整呼吸、放松、自我控制的康复疗法似乎更有效。

值得注意的是，阴道痉挛不一定由性虐待引起，但性虐待几乎是导致肛门痉挛的唯一原因。

|第二章|

盆底问题的觉察：
常见问题和解决办法

便秘、失禁、疼痛……

盆底功能不良引发的问题有很多。在这一章节，我们将认真研究这些问题，找出病因，并学习一些可以在日常生活中采取的举措，以预防这些问题，或减小它们带来的影响。

出口梗阻型便秘

我们之前提到过，骶尾关节纤维化经常导致出口梗阻型便秘。很多女性受便秘困扰而不自知，她们在接受妇科检查时，会发现粪便呈"硬球状"堆积在直肠内。这些粪便由于长期积存而脱水、变硬，还会堵住直肠口并发酵产生气体。这不仅会引起身体不适，还会迫使相关肌肉异常且持续地收紧以辅助肛门括约肌。这种轻度便秘可能恶化为慢性便秘。

认识问题

对患有出口梗阻型便秘的人来说，他们的直肠从未排空过，尽管他们会感觉自己排便规律。他们可能突然有便意，但蹲下后便意又可能因为姿势不对而消失；他们也可能一天去厕所好几次，而没有一次能把直肠排空！如果饮食规律且消化功能正常，他们也许并不会察觉到自己"便秘"了，因为他们每天都能"正常"排便……

但是，如果直肠壶腹膨大且粪便干硬，那么他们在上厕所时就可能错误地用力。如果使用的坐便器较高，他们就无法顺利地在"脐－尾骨"轴的方向上用力。事实上，我们用力拱起腹部会使得直肠向阴道后壁膨出（见第30页图示），导致粪便不能正常排出肛门，引发便秘。并且，腹部用力会使腹腔内包括盆底器官在内的所有脏器下降。

腹部用力不当是造成器官脱垂的主要原因。这种错误的发力方式常见于排便、分娩或运动锻炼（尤其是腹肌训练）中，会对人体造成损伤。这也是为何虽然有些女性未曾生育或经历过剖宫产，却也出现了器官脱垂问题。

耻骨直肠肌原本只需支撑空的直肠，而不应长时间地承受额外的重量。如果粪便长期堆积在直肠内，耻骨直肠肌和肛门括约肌就会因为受到压迫而收缩，以此来支撑直肠。长此以往，会导致相关肌肉疲劳，甚至是肛门区域肌肉疼痛性挛缩。耻骨直肠肌也会变得僵硬，从而导致尾骨无法移动……这样一来，肛门打开的幅度会越来越受限，耻骨直肠肌向前牵引肛管直肠连接处的幅度也会更大。

当然，如果耻骨直肠肌长期处于紧张状态，那么从上往下的用力也不会使其放松，反而只会增加它的负载，造成一种反向的协同：肛门括约肌和耻骨直肠肌在排便时完全没有放松，反而更紧张了。

问题发展：粪便结块

如果上述情况得不到改善，直肠中就会出现大块的粪便硬块，便秘也会越来越严重。此外，当粪便未直接接触肛门括约肌时，便意也会减弱。因此，很多患者在接受医学检查时，会发现自己直肠中有结块的粪便，却并没有便意……这时只需向后按压阴道后壁，患者很快就会有便意。

粪便结块可能导致腹部疼痛和排便梗阻综合征。患者出现肠道梗阻，腹部变硬、紧张，按压时会有疼痛感。如果肠道被堵住，已经消化的食物就无法从肛门排出，而是从反方向排出，导致患者呕吐，这时必须及时接受手术。

我们对粪便结块的警惕性还不足够，特别是对儿童出现的粪便结块的情况。

相比于成人，儿童更容易出现粪便结块。事实上，儿童的肠道黏膜非常脆弱、敏感，干硬的粪便会导致肠道出血甚至肛裂，产生强烈的疼痛感。然而，儿童经常在有便意的时候不去排便，这对他们来说并不难，因为他们的直肠弹性较好，容易存储粪便，在有便意或正在排便时，他们可以通过收缩耻骨直肠肌来使便意消失。

这样一来，堆积的粪便就会变得干硬，排便也会越来越痛苦……在几次"乙状结肠下蛋"之后，直肠会被填满，"不要再送来粪便了"的信息会随之传递给乙状结肠。于是乙状结肠停止收缩，消化物的运输也因此中断，堆积的消化物会发酵并生成气体，导致腹部胀痛。

在急诊室，给腹部拍一下片子就可以诊断出问题。如果粪便结块不是很严重，做一次灌肠就足以让排便反射恢复正常。之后，消化系统也会恢复正常，就像是堵车结束后的高速公路，一路畅通无阻！

儿童和老年人的盆底康复治疗

有一位研究儿童盆底康复疗法的专家曾经与我分享过一个病例：一个 8 岁的小男孩在全麻的情况下接受了手术，医生竟然从他体内取出了 2 800 克结块的粪便！

在这种情况下，只有捣碎已经变硬的粪便结块，使盆底肌和肛门括约肌完全放松，才能取出结块。

当然，如果直肠很松弛，那么就算大便都被取出来了，粪便结块也很可能再次出现。因此，儿童有必要确保直肠壶腹排空，避免问题再次发生。除了做手术，相应的康复训练对儿童也十分有效，因为他们的肌肉纤维弹性较高。

慢性便秘是老年人的常见病，原因如下：老年人的行动缓慢，无法一产生便意就去上厕所；老年人的身体普遍缺水；老年人的直肠早已变得松弛……

总之，出口梗阻型便秘与盆底功能不良有关，并且这种便秘会越来越严重。因此，我们有必要在两次便意之间使直肠保持清空状态，而且一有便意，一定要马上去厕所把直肠彻底排空。

一个常见的困惑：是出口梗阻型便秘还是消化不良？

很多情况下，便秘并没有得到根治。从现在起，让我们停止从"上面"解决便秘问题吧！

人们常把便秘问题当成肠道运输问题来处理。医生会让患者多喝水，多吃富含膳食纤维的食物，或者通过服用泻药来促进肠道蠕动。然而，这些方式只会导致腹绞痛，甚至会刺激结肠，对清空直肠没有任何作用，粪便的出口通道只会被塞得越来越满！如果高速公路因为道路变窄而堵车，那么让还没有到达堵车路段的汽车加速行驶是无法疏通道路的……

女性便秘往往更严重

需要注意的是，女性便秘的情况往往更严重，尽管女性通常比男性喝更多的水，摄入更多的膳食纤维。

———— ❧ 救救你的盆底！ ❧ ————

当粪便形成并进入直肠后，我们要做的是"清空垃圾桶"——排空粪便，而不是采用刺激肠道蠕动或吃泻药等非常规手段。我们应及时蹲便：打开肛门括约肌，调整好肛直角。也就是说，我们要在改善盆底功能上想办法，而不是从"上面"找答案。

解决办法

感到便意后尽快去上厕所

上文已经提到，第一次便意是最强烈的。因此，只要出现了第一次便意，我们就应尽快上厕所。一般来说，第一次便意会在进食结束后十几分钟出现，这一规律在早餐后尤为明显，因此我们要尽量保证餐后身边有厕所。我们可以在起床之后，而非在通勤路上吃早饭，然后再洗漱，并尽量在出门之前上厕所。

尊重正常的生理节律，不要给慢性便秘机会

这对儿童来说尤为重要。儿童基本上每吃一次饭，乙状结肠就会下一次"蛋"，甚至有时饭还没吃完他们就要去上厕所了。大人要教导儿童，一定要尊重这种生理节律，有便意就尽快去上厕所，不要因为憋便而导致慢性便秘。

对大人来说也是如此：吃早饭和出门之间应留出足够的时间；不要为了多看一会儿电视，就不去上厕所。

学校的时间安排一般不利于儿童正常排便。孩子上课时想上厕所的话，老师常常会让他等到课间再去。而到了课间，孩子虽然可以排尿，却不一定有便意了。尤其是小男孩，他们尿尿时的站姿不利于刺激盆底后侧肌肉，便意就更不易出现；他们只有在合适的姿势下保持足够长的时间，便意才能重新出现。

马桶的高度也非常关键。除此之外，尊重隐私也很重要。然而，有些学校为了安全起见，没有给厕所的隔间安装门。这就导

致有些小孩会偷看别人上厕所，因为他们很好奇！

没有隐私

我接待过很多 50 岁以上的女性，其中有人未曾生育，却有器官脱垂和大小便失禁的问题，这常常与她们在寄宿学校的经历有关。出于心理原因，有些人只愿意在自己家里排便，这逼得她们要等一周甚至两周后回家了才排便。长此以往，她们就会患上慢性便秘。慢性便秘会引发一些长期的并发症，也可能让没有生育过的女性在未来分娩时更加痛苦。因此，保证排便顺畅至关重要。

如厕姿势要符合生理结构

正确的如厕姿势应该是蹲便姿势：双脚平行蹲下，双脚间隔要大于骨盆宽度。在蹲便姿势下，在"脐－尾骨"轴的方向上用力，骶骨和尾骨可以自由活动，进行相应的"点头"运动（就像动物抬起尾巴那样）。在这一姿势下，下腹部会自动向内收，虽然从上往下用力很难，但腹部可以自发收紧，以进一步加强挤压。这会让膈肌上升，让呼气在后咽部停住，可能使人发出"嘶嘶"的呼气声。

如今，大部分成年人无法以正确的蹲便姿势进行排便，因为他们大腿相应肌肉的力量不足，他们蹲下时脚跟无法着地、双脚无法平行，蹲下后也难以起身，这个过程会使他们损伤膝盖，很不舒服。

因此，很多人会稍微改变蹲便姿势：有的人会抬起脚后跟，但这会使身体不稳，而且更累；有的人会收紧大腿后侧的肌肉，双脚朝向外侧，这会使盆底后部关闭、骶髂关节无法移动，反倒会把粪便憋回去！在第二种情况下，盆底后部完全关闭，只能向盆底前部方向使劲，这可能导致出口梗阻型便秘等问题。

面对这些问题，人们发明了坐式马桶。但是，有些马桶太高了，导致使用者排便时经常向后倾斜地坐着，这种姿势并不会让肛直角处于合适的角度，还会锁住骶骨和尾骨，阻止它们做"点头"运动，这让使用者在排便时只是白费劲！

在更符合人体生理结构的马桶被发明出来之前，我们可以在现有马桶的基础上做一些改动，以模仿蹲便的姿势：你只需要在马桶前放一个小板凳，双脚踩在上面即可。这样可以抬高膝盖，躯干也会随之前倾，形成近似蹲便的姿势……

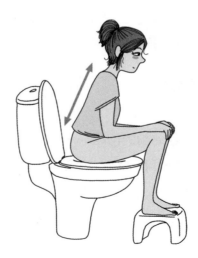

儿童便盆和"救生圈"

儿童在外面上厕所时，会自然而然地蹲下，很快就能完成排便，而在家里使用便盆时就没那么快。这是因为便盆内部中空，且支撑点在臀部后面，导致孩子排便时盆底后部关闭，便意消失。此外孩子只能向盆底前部用力，这对排便并无帮助。

孩子从便盆上起身后，臀部会留下便盆的印子：中间部分会更红，凸起更明显。这是因为这一区域充血了，血液循环受阻了。

大人应该让孩子在真正有便意的时候使用便盆，且尽量选择孩子坐于其上时盆骨会向前倾斜的便盆。

其实，无论是儿童便盆，还是为痔疮患者和产妇准备的防止伤口缝合处疼痛的"救生圈"式减压坐垫，都不利于健康。它们只能使人享受短暂的舒适，却会加重盆底问题。

排便失禁与尿失禁

一个专属于两足动物的问题……

四足动物不会因憋尿、憋便产生健康问题，因为其盆底不需要支撑腹内的脏器：各个脏器都"躺"在腹部的前壁上，不会对盆底产生任何压力，盆底也不需要扮演"托底"的角色。四足动

物的膀胱可以被看成一个装满液体的瓶子，瓶口有瓶颈（尿道）
和瓶塞（尿道括约肌）：随着尿液增多，瓶子会在重力作用下下
沉。如果这个瓶子未被装满，且瓶颈在瓶子的斜上方，那么即使
瓶塞打开，尿液也不会从瓶子中流出来——除非腹部肌肉大幅度
收缩，将瓶子中的尿液往上挤（呕吐时即如此）。一般情况下，四
足动物无须刻意控制"瓶塞"关闭。

　　因此，即使"瓶塞"（尿道括约肌）有功能障碍，四足动物的
膀胱也不会自行排空，除非受到来自脏器或直肠收缩带来的压力。
以此类推，储存粪便的直肠的密封性只会更好。不过，直肠在储
存气体时密封性不佳，因为气体会上升。如果"瓶塞"（肛门括约
肌）被打开或动物处于倒立的姿势时，气体就更容易被排出！

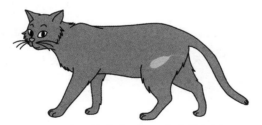

四足动物的膀胱一般没有失禁问题

　　四足动物控制大小便的机制不同于两足动物，不需要动用括
约肌和盆底肌来"关门"。并且由于腹部肌肉像吊床一般支撑着体
内的脏器，四足动物的大小便完全不需要臀肌的帮助。

　　而对直立行走的两足动物来说，情况就复杂多了：如果储存
排泄物的容器恰好在排出口的正上方，那么在大小便时，上文提

到的肌肉就需要发力，且括约肌很可能因长时间抵抗压力而力竭。因此，大自然赋予人类可以弯曲的骨骼系统来减轻这些肌肉的负载。这也是为何我们的骶骨是凹下去的，而其他哺乳动物的骶骨则是平的。

对人类来说，人类的尾骨在静止状态下向内收，耻骨直肠肌会保持较强的肌张力，这会使直肠和肛管形成一个 90° 角。膀胱和尿道之间、子宫颈和子宫体之间同样存在一定大小的夹角。

怀孕期间子宫颈位置的调整

除怀孕期间外，子宫体一般是前倾的（有时也会出现后倾的情况，这会降低女性的生育能力）。怀孕期间，子宫体会慢慢直立，但子宫体和子宫颈之间的夹角依然存在。在妇科检查中，我们会用"子宫后位"这一术语来描述这种情况。此后，忽然有一天，子宫颈正好位于子宫体的正下方，这表明婴儿马上就要出生了！

骶骨的形态和耻骨直肠肌基础的肌张力使肛管和直肠弯曲并形成一个角度（肛直角），让人类可以控制排便，尤其是固体的粪便。事实上，当直肠充满粪便，且肛直角达到 90° 时，"瓶塞"（肛门括约肌）不需要收缩得很紧便能够控制排便。

耻骨直肠肌的肌张力使尾骨可以一直朝前，附着在尾骨上的括约肌也会自然收缩。以上结构协同工作，保障了人类对大小便的控制。因此，耻骨直肠肌的肌张力可以直接辅助括约肌的收缩。

耻骨直肠肌的自主收缩幅度会因尾骨相对于骶骨的运动而增大。这不仅能使肛直角变大，还能刺激肛门括约肌和尿道括约肌（见第 37 和 39 页图示）。

不过，我们已经讲过，当括约肌张力增大时，直肠会收到信号而停止收缩，这一反射会使便意消失。如果括约肌功能失常，肛直角也不在合适的角度，耻骨直肠肌就可以及时提供帮助，通过收缩来减小肛直角，控制排便，但它无法长时间主动收缩。耻骨直肠肌收缩可以非常有效地控制排便失禁，因为其基础的肌张力和主动收缩产生的力能使肛直角保持在合适的角度，从而使便意消失，并将粪便向上推至离肛门外括约肌更远的地方。

括约肌收缩是控制气体、液态粪便和尿液排出的唯一方式。而耻骨直肠肌只能通过收缩来刺激括约肌舒张，从而刺激上文提到的反射，使膀胱或者直肠减少收缩。因此，如果一位女性有漏尿问题，那么她通过锻炼耻骨直肠肌进行康复训练是完全无法解决问题的。

我们也许可以在打喷嚏时或者其他突然用力的情况下，通过收缩耻骨直肠肌避免漏尿，但是在 100 米跑、打网球赛或者连续咳嗽时，漏尿就不可避免了，因为耻骨直肠肌无法长时间收缩。当然，学会适时降低以及升高腹压让很多人的漏尿情况得到了改善，但无法根治问题。患病的女性无法正常控制大小便的排出，只能被迫提前做好准备，在某个时刻集中发力排泄或憋尿憋便。

排便失禁

排便失禁的严重程度是分级的。

气体失禁

这是最轻的一种排便失禁，但是已经表明括约肌存在功能问题，患者需加以重视，并接受检查。

一般来说，年轻人排出的气体较少，除非他们经常食用高纤维食物和生的食物，这些食物利于排气。排出的气体主要是肠道气体，它们一般会上升到横结肠，卡在肋骨下面。

老年人排出的气体会多得多，而且经常伴随着响亮的声音。事实上，肠道越是放松，肠道内的空间就越大，也就是说腹部肌肉越松弛，肠道就越容易积气。很多年轻女性在产后都会惊讶自己受困于产前不曾出现过的肠道胀气现象。该现象之所以出现，是因为女性在产后腹部肌肉松弛，子宫在排空后开始收缩，肠道空间忽然增大，气体因此进入肠道。

一般来说，人们很难意识到自己患上了气体失禁。而在绝经或放松腹肌时，随着排气次数的增多，气体失禁的问题会越发明显……人们很少将气体失禁和分娩联系起来，然而，一切可能都是从分娩开始的。气体失禁鲜少引人注意，很容易被淹没在分娩后伤口缝合、痔疮、尾骨的疼痛中以及产妇对最初几天排恶露和盆底肌松弛的苦恼之中……

液体粪便失禁

液体粪便失禁比较少见，但它表明除了肛门括约肌有功能障碍之外，消化功能也出了问题。

具体而言，肠胃炎患者在呕吐时，盆底肌和括约肌都会随着膈肌的回升而放松，因此容易出现排便失禁的现象。患者唯一要做的就是在想要呕吐时去上厕所，并在腿上放一个脸盆。

一般来说，人在呕吐时无法收紧盆底肌，因为此时我们的身体认为：无论如何都要把体内的东西排出去！

> **"孕妇呕吐，说明她要生孩子了！"**
>
> 女性在分娩时，呕吐可以很好地帮助盆底肌放松，这也是为何助产士有时会刺激孕妇的咽反射。

固体粪便失禁

这表示肛门括约肌有严重功能障碍。

康复训练中，患者应尤其注重采取相应的训练方式锻炼这块肌肉。患有排便失禁时，唯一能让人安心的方法就是使直肠保持在排空状态。因此，患者必须想办法解决便秘问题以排空粪便。

针对排便失禁，患者可以进行相应的保守治疗（比如使用卫生棉条）或大型外科手术。

小心陷阱：假性腹泻

一个人如果患有出口梗阻型便秘，并伴有粪便结块症状，那么他在服用了泻药之后就会腹泻（也可能伴随着粪便结块）。此时，腹泻显然不是真正的问题，便秘才是。

排便失禁（不包括导致腹泻的疾病和导致排便失禁的神经系统疾病）可能是肛门括约肌的功能障碍导致的，造成其功能障碍的原因有很多：分娩、长期患有出口梗阻型便秘且排便时错误用力、尾骨向后脱臼、（创伤性的、分娩造成的、过大的粪便结块造成的、暴力的肛交行为造成的）括约肌撕裂、肛直角异常、骨盆静态结构发生改变导致的关节角度异常、肛门括约肌老化等。

痔疮手术

痔疮手术常导致肛门括约肌的密闭性降低。肛门囊肿属于正常的静脉团，每个人都有，但它可能外翻、肿胀、发炎，甚至出血……形成人们常说的"痔疮"。肛门囊肿存在于肛周皮下，会参与控制排便，帮忙"填补缝隙"。在痔疮手术之后，肛门囊肿被切除，患者可能出现漏便，甚至漏气现象。

良好的卫生习惯、呼吸系统引流练习和排便时适当发力，常常可以让患者避免患上痔疮。

分娩过程中，产妇如果肛门外翻，就会把婴儿与其他器官一起挤压出来。这意味着产妇的用力方式不当，使直肠被向外挤压而不是被推向后背部方向。换一种用力方式就可以避免这一情况。

尿失禁

尿失禁有三种：急迫性尿失禁、压力性尿失禁和括约肌功能不全导致的尿失禁。

急迫性尿失禁

尿路感染可能引发这种尿失禁，患者会产生非常紧迫并且难以控制的尿意。

有些人尽管没有感染，但在一些特殊的情况下也可能出现这种急迫的尿意：把钥匙插入门锁时、听见水声时、忽然暴露在寒冷环境中时……待在一个没有厕所的地方所产生的焦虑以及对长途旅行和漫长会议的忧虑，也可能使人忽然产生这种感觉。

此外，一些饮品（比如含糖或阿斯巴甜的饮料）会加快膀胱的收缩频率，还有一些饮品有利尿效果。一些药物、疾病（比如糖尿病）或特殊的心理状态（比如压力）都会增加尿液的分泌量。简而言之，很多因素都会使情况复杂起来。

急迫性尿失禁的病因可能是长期性的，甚至可以追溯到童年，例如：我们总是在学校憋尿，放学到家后直接冲向厕所，膀胱常常因此过度充盈，导致急迫性尿失禁；或者我们养成了一有尿意就立马上厕所的习惯，一开始只是为了保险起见，久而久之膀胱会变小，无法再储存正常的尿量，导致急迫性尿失禁。急迫性尿失禁还与荷尔蒙分泌有关，因此也可能出现在分娩之后，在更年期之后则更常见。

• 急迫性尿失禁的病因

事实上，患上急迫性尿失禁常常是因为膀胱而非盆底出了问题。因此，患者必须找到是什么原因导致膀胱如此不受控制，再对症下药。

盆底肌力量不足并非急迫性尿失禁的病因；一位盆底健康的女性，可以主动中断排尿，并且盆底测试（用来评估盆底肌肉收缩能力的测试）的分数非常高，但她的膀胱会不自主地收缩。这种膀胱被称为"不稳定膀胱"，其收缩频率与产生尿意的过程并不同步。急迫性尿失禁的常见病因包括：

——有些人经常抽筋（比如有些人的眼皮经常不受控制地跳动），并且总是在固定部位（其中就包括膀胱）发生痉挛。在这种情况下出现的急迫性尿失禁可能与饮食结构（缺乏维生素 B_6 和镁）及荷尔蒙水平有关。

——呼吸过浅，二氧化碳排出过多也会导致膀胱痉挛，从而引发急迫性尿失禁。呼吸系统非常重要，必须将与之相关的训练纳入康复训练中。

——睡眠中的呼吸暂停可能导致夜间遗尿（在睡眠中排尿）。此外，马拉松运动员在比赛结束时，括约肌有时会打开，导致膀胱和直肠突然开始排空。

——患有膀胱过度活动症（不稳定膀胱）的人大多非常强壮、爱运动、易怒、易激动，且容易胃痉挛和腹泻……

——急迫性尿失禁有时与甲状腺功能有关，特别是在老年人中。

膀胱不稳定，增大压力并持续刺激膀胱会导致恶性循环！

尿意产生时，身体的本能反应是抑制它，但这并不是最合适的。一般来说，使劲憋尿不仅会使盆底肌收紧，也会导致其他部位肌肉紧张，尤其是腹部肌肉。腹肌收缩会导致呼吸受限，腹压增高，膀胱受到的压力增大，进而收缩。然而，正常的生理反应是当膀胱收缩时，括约肌打开。只要有几滴尿液通过，尿道括约肌就会打开。

括约肌的主动收缩会比被动收缩弱很多，并且无法坚持很久。通常情况下，即使不主动用力，括约肌也处于闭合状态。因此，在排尿之前做"中断排尿"的练习能够有效训练括约肌。

耻骨直肠肌可以通过收缩使肛直角变大，从而将粪便向上推，然而盆底肌收缩却无法将尿液挤回膀胱中，更不可能抑制尿意。事实上，耻骨直肠肌位于尿道的两侧，其下方没有任何东西，盆底的任何肌肉都无法增大膀胱和尿道之间的夹角。因此，患者在进行康复训练时，应当关注放松相关肌肉，而非锻炼某块肌肉。有一些药物也可用于改善盆底肌的收缩性。

• 产后出现的问题

产妇如果接受了硬膜外麻醉，那么她在分娩时基本不可能自发地完成排尿。同时，其膀胱又会因为储存了过量的尿液而负荷过重。因此，为产妇导尿是必须的，尽管这可能刺激到尿道括约肌。此外，就算是为了让婴儿顺利进入骨盆，孕妇的膀胱也需要排空尿液。

在分娩之后，女性的膀胱忽然有了很大的空间，不再受子宫压迫，膀胱和尿道间的夹角度数也改变了。因此，产妇分娩之后，其膀胱功能常常出现紊乱：有时会毫无征兆地排空尿液，有时会无法排空尿液！

在分娩之后的几天里，很多女性感受不到尿意，或者尿意来得太快、太急，她们可能来不及去厕所就憋不住了，只要有一点儿动作（比如起身），就发现自己尿床了。年轻产妇可能因此非常苦恼，因为自己竟然像老年人一样不能控制自己的膀胱了！

产妇在分娩后出现的尿意感知缺失，并非生理性的耻骨直肠肌无力等肌肉问题导致的。因此，尝试憋尿无济于事。相反，在任何情况下，产妇都必须定期清空膀胱，以使其恢复正常功能：产妇在产后最初几天应该有意识地定时排尿（白天每两小时一次），即使没有尿意也要去，以避免膀胱过度膨胀，使膀胱的正常功能逐渐恢复。

一般来说，一切都会慢慢恢复正常。产妇需要意识到情况在慢慢好转，身体的各种感知在慢慢恢复，各种信号（尿意、便意）

的传递也在回归正常。这个过程可能"有点儿长"，但是是会结束的，产妇不需要惊慌，也不必把痛苦都归咎于盆底。

分娩后的产妇也可能出现这种情况：膀胱已感到胀痛，却还是无法排尿。这是因为产妇排尿时的用力方式错了。错误的用力方式会将膀胱和子宫向前推至腹部的空腔，使得输尿管在耻骨联合上部弯折，阻碍尿液（以及子宫内的血液）的正常流动。正确的如厕姿势和用力方式非常重要。

压力性尿失禁

压力性尿失禁最为常见。据估计，50%～70%的女性在人生的不同阶段曾患有压力性尿失禁。

这种尿失禁的特点是在发力时不由自主地漏尿，具体过程是：发力让腹部肌肉收缩，增加对膀胱的压迫，而此时无论膀胱的充盈程度如何，患者都不会有尿意。而膀胱永远不会被完全排空，即使刚上完厕所也可能漏尿，因此排尿并不能阻止这种尿失禁。

打喷嚏就属于一种强烈的发力活动。如果试图憋住喷嚏，我们所用的力就会更大——所以，永远不要尝试憋住喷嚏，这会导致腹腔压力倍增，压迫到腹腔脏器。打喷嚏前，我们可以"感觉到它要来了"，却不能使其停止。这个反射的目的是把膈肌猛烈地往上推，从而清洁呼吸道，特别是鼻孔。对婴儿来说，他们只会用鼻子呼吸，因此这种"清洁"至关重要。这也是为何婴儿就算没有感冒，也会时不时打喷嚏。打喷嚏是下腹部肌肉不自主收缩，其中的腹横肌收缩使膈肌急促上升引起的。然而，腹横肌靠着膀胱，其收缩会直接压迫到膀胱，使后者在竖直方向上移动，导致膀胱与尿道形成合适的排尿角度……这也是为何打喷嚏时尿液可能流出来。

这种突然的压力如果作用于括约肌上，迫使其打开，我们可能就会漏几滴尿，即使此时的膀胱并没有充盈到足以使括约肌打开的地步。这种漏尿的原因不是膀胱自主收缩，而是膀胱受到了挤压。一般来说，我们并不需要因为这种漏尿去上厕所。

当我们有要打喷嚏的感觉时，正确地控制耻骨直肠肌收缩可以很好地"提前通知"括约肌，并能增大竖直移动的膀胱与尿道之间的夹角，防止漏尿。

呕吐也是一种剧烈的发力活动。呕吐严重时，腹横肌的收缩非常短促，带给膀胱很大的压力；同时，膈肌上升使盆底肌放松；括约肌成了唯一的"守门员"，但它无法承受这种压力。在这种情况下，我们既会呕吐，又会漏尿……

当然，在日常活动（如移动、跑步、跳跃或搬东西）中正常发力导致的漏尿，则使人更加不适。连简单的改变体态或者走路都会引发漏尿，显然非常不便且令人痛苦。

• 压力性尿失禁的病因

常见病因包括：

——个人因素（韧带过于松弛、遗传因素……）；

——体重突然增加或减少；

——烟草作用以及荷尔蒙分泌不足（患围绝经期综合征……）；

——抗抑郁药和某些会对括约肌功能产生影响的药物（肌肉弛缓药等）作用；

——腹部压力过高导致尿道下移，从而改变了膀胱和尿道的夹角并使盆底肌过度疲劳。

腹部压力过高是导致压力性尿失禁的一个很重要的因素，因此，进行腹部压力检查和预防腹部压力过高非常重要。如果出现这种情况，我们可以对其进行治疗。腹部压力过高常在以下情况下发生：

——分娩时错误用力：这会产生非常大的压力，并且压力还会作用在因为分泌荷尔蒙而疲劳的盆底上；第一次分娩需要腹部肌肉非常用力，因此最为危险；助产士在分娩过程中和分娩后给孕妇肚子施加的推力只会加重这一问题；分娩之后让产妇抱孩子对产妇的身体也是非常有害的（详见第 188 页）；

——出口梗阻型便秘患者在上厕所时过度用力；

——慢性咳嗽；

——搬重物；

——对人体压力过大的运动和锻炼腹部肌肉的错误动作（详见第 124 页）。

• **压力性尿失禁的患病率**

压力性尿失禁最常见于第一次分娩之后（问题不一定在分娩后马上显现，而可能出现在下一次怀孕时或分娩几周之后）。

目前，尿失禁的具体患病率还难以得知，因为很少有女性愿意谈论这一问题。当她们鼓起勇气看医生时，医生一般会让她们进行康复治疗，然而这类治疗毫无效果：即使患者还有漏尿的情况，只要其耻骨直肠肌足够有力并且能适时收紧，康复师就会认为康复治疗已经成功。因此，很多女性只能这样"将就"下去。从尿垫的畅销就能充分看出尿失禁问题的普遍性：根据添宁公司的数据，女用尿垫在年轻女性中销量非常高（有一些女性选择用普通的卫生巾，所以这一数据并不完整）。医学统计和研究显示，10%~50%的年轻妈妈存在尿失禁问题。如果世界上一半的妈妈都有这个问题，那么我们甚至可以问自己，尿失禁是否已经变成一种正常现象了？

除了年轻的妈妈，年轻的女运动员也会出现尿失禁问题（如网球运动员、慢跑爱好者）。一项针对高中生的调查显示，在毕业班学生中，超过10%的年轻女性在体育课上有漏尿问题，6%的学生不得不穿着尿垫上课。另一项针对女性奥林匹克运动员的研究则指出，有66%的女运动员在发力时会漏尿（在蹦床运动员中，这一数字上升到了80%）……漏尿的比例会随运动种类变化，但研究人员发现，腹部肌肉发力总会引发压力性尿失禁……

漏尿是盆底功能异常的外在表现，但漏尿本身并不一定是最严重的问题。

如果尿道的活动性较大，我们就不能保持或者增大膀胱和尿道的夹角。相反，由发力产生的推力会使尿道发生倾斜，使尿道与膀胱的夹角恰好处于排尿时的角度。

在检查中，当患者咳嗽时，医生可以很好地通过指检感受到其尿道的下降：在耻骨联合的下方有一块带褶皱的小区域向下移动，并"慢慢打开"。这会导致严重的漏尿，令人担心。

医生还能观察到阴道前壁的一个小球（即膀胱）在咳嗽时也下降了，这种现象可能和尿道下降同步发生，也可能单独出现。这个小球有时变得很大且下降得很深，直到阴道入口处。很多时候，女性患者自己也会感受到这个小球的存在，并且在站立状态下感到非常不适。很多产妇都在分娩后的三周内遇到了这种情况，尤其是当她们尝试搬重物时。

在之后的介绍中，我们将会知道产后是一个非常危险的时期，然而产妇们并没有得到充分的预警。

也有另一种情况，那就是我们感受到的小球可能不是膀胱，而是子宫。如果不及时改善发力问题，这些器官的脱垂只会随着时间的流逝而越发严重。然而，如果没有出现漏尿症状，我们常常不会觉得这些不适有什么问题，更不会去预防。

───────────── ❧ **救救你的盆底！** ❧ ─────────────

压力性尿失禁会给生活带来极大不便，对年轻女性来说更是如此。一般来说，医生会建议患者做手术。然而，对压力性尿失禁患者来说，随着年龄的增长，尿道并不会下降得更低，尿失禁也不会变得越来越严重，这与其他器官脱垂疾病以及其他类型的尿失禁完全不同。

　　这只是一个小小的安慰，选择适合的治疗方法仍然非常重要，毕竟，手术并不一定是唯一的治疗手段。

　　如果所有的器官都有脱垂现象，或在向下发力时已经有下降的倾向，那么单纯使用尿垫是不能阻止器官脱垂的，而且很可能掩盖真正的危险：显然，如果盆底肌很无力，器官也会有脱垂的倾向，这时患者必须限制发力的力度，减轻腹部肌肉的压力。如果此时患者选择做手术来让自己在运动时不再漏尿，但仍不改变错误的发力方式（而这正是导致器官脱垂的关键原因），其他器官会脱垂得更快。因此，即使选择做手术，患者也必须接受全面的康复训练，纠正呼吸方式、如厕时的发力方式和日常生活中的运动、发力模式。

　　同样，在手术之前，病情复发的风险也是需要评估的，这与患者的体质有关。此外，很显然，对一些女性而言，手术肯定无法解决问题，这时医生和患者就要考虑其他的解决办法（例如在白天戴子宫托，参见第229页）。

括约肌功能不全导致的尿失禁

　　尿道括约肌出现功能障碍会导致压力性尿失禁，也可能导致永久性尿失禁，即患者不会有尿意，完全无法控制排尿行为。

　　患永久性尿失禁意味着患者在躺着休息、站立或者进行各种活动时都可能排尿。患者的膀胱很难达到正常的充盈程度，也很难利用尿道括约肌控制排尿——就好像是水龙头的阀门坏了一样……

在多数情况下，尿失禁会因为尿道的下坠而加重，此时尿道下滑到了耻骨联合下方，不再受到其他盆底肌的支撑。这样一来，只有尿道括约肌能够参与控制排尿了。

混合型尿失禁：急迫性尿失禁和压力性尿失禁同时存在

这种混合型的尿失禁常见于产后的女性。很显然，在这种情况下，患者会更加痛苦，康复训练也会更难，因为患者需要同时治疗膀胱、尿道和盆底肌肉。

一般来说，急迫性尿失禁会在产后几周内自动痊愈，但有时也可能无法痊愈或复发，在更年期时尤其可能复发。如果连带着括约肌也存在功能障碍，那么情况就会非常复杂，康复训练也很难有效果。

外阴张开和阴吹

女性在分娩后常有这方面的问题。在接受检查时，医生会发现被检查者的外阴向两侧打开，阴唇被分开了。耻骨直肠肌从后向前收缩会让尾骨接近耻骨，但无法使外阴关闭。

如果产妇在分娩时用到了产钳或者进行了外阴切开手术，就很容易出现外阴张开的现象。因为坐骨棘为了方便婴儿出生而被人为撑开了，而分娩之后它们没有被合上！

这就导致了一个问题，当身体颠倒过来时（骨盆位于膈肌之上），如在猫式伸展、臀桥、头着地倒立等姿势下，空气会进入阴道。当回到正常体态时，之前流入的气体又会被排出来，这时阴道就会发出声音，这种现象即阴吹。

即使对盆底一无所知，人出于本能也会收紧盆底肌，尝试关闭阴道口。但是，想要通过这种方式阻止气体排出来毫无意义！阴道口不同于其他结构，并没有括约肌可以使其闭合，而需要保持敞开，这样经血才可以流出。此外，越收缩盆底肌，阴道口越小，气体排出的声音越明显——就像一个充满气的气球，如果放气时捏住它的开口，声音就会很刺耳。

就算盆底没有因为使用产钳或者其他人为操作受到创伤，一些女性在分娩后也会因为阴吹而苦恼。这是因为盆底最浅层的肌肉围绕着外阴，是外阴的第一道防线；在婴儿经过时，这些肌肉会被撑开，而且无法回到原位。这其实属于第二次阴道皮瓣破裂，但是这次是从内向外的！一般来说，这种破裂不会导致健康问题，女性不必对此担心。

产后外阴张开较严重的女性，其外阴在分娩前常会呈现一种特殊形态：比较细小，内翻时不能如"肉瓣儿"一般覆盖住外阴缝隙。上文提及的倒立姿势会使膈肌上升，所有内脏器官也会向头部方向靠近，这一过程中会有气体进入外阴，就像打开一个未装满水的瓶子时，空气会进入其中一样。如果这时把水瓶倒过来，瓶子中的水会咕噜咕噜地流出来。这是正常的物理现象，因此不必为阴吹而担心。

进行性行为时，阴道里发出排气声是怎么回事呢？

你可能已经注意到，在不同的性交姿势下，阴道或多或少会发出排气声。这和上文同理！事实上，无论阴唇形态如何，在性交过程中，阴唇的打开和闭合都伴随着空气的流通，这就是为什么阴道会发出声音。阴道扩张（为了更好地接受精液）还会放大气流声，就像"共鸣箱"放大声音那样。

也有一些人的坐骨棘在分娩前就已呈分开状态。一般来说，在进行大幅度运动（空翻、滚翻、跳水等）时，未生育过的女性也会出现空气或水进入阴道的情况。有的人骶骨较为凹陷，这会使上文提到的"共鸣箱"作用更明显。当然，即使在分娩中没有采取别的外部措施，在分娩后阴道口也会扩大。因此，女性应在分娩后好好利用荷尔蒙分泌造成的肌肉松弛，通过绑绷带等方式来收紧骨盆下口。

除此之外，有些女性的阴道深处较宽。因此即使做很简单的动作，如突然起身（膈肌随之上升）或向前俯身等，也可能使空气进入阴道口。这会让日常发力困难重重，并且无法很好地解决——除非针对这些动作进行发力训练。下文我们将会讲到一个有利于发力训练的医疗器械——子宫托[①]。

无论在哪种情况下，阴道张开和阴吹都并非人们以为的那样，

---

① 使用前请询问医生建议。——编者注

是由肌肉力量不足导致的。因此，常见的耻骨直肠肌康复训练对改善这些问题收效甚微。只有在分析了阴道和盆底的形态之后，才能着手解决问题。此外，千万不要去做现在流行的阴唇缩小手术，那只会使问题更加严重！（整容医院当然不会告诉我们阴唇缩小手术的危险……）

各种类型的疼痛

盆底区域可能出现多种不同类型的疼痛。此前我们已经提到了痔疮、肛裂和痉挛（包括阴道痉挛和肛门痉挛）。要注意的是，在非排便时间也可能出现肛门痉挛。如果出现这种情况，就要进行更全面的检查，尤其要对神经系统进行检查。这类问题并不常见，本书在此不作解答。

很多类型的疼痛都是位于皮肤层的浅层疼痛：也许是皮肤病造成的，可以使用相应的药物进行治疗；可能是感染了通过性行为传播的疾病（包括很常见但难以察觉的衣原体或支原体感染）；也可能是真菌感染……无论男女都有患病的可能。

有的时候患者没有出现皮肤病变或任何病理特征，但是身体有灼痛感，尤其是在坐姿下。这种情况较难诊断，一般需要多学科交叉介入。加拿大和美国是世界上最早创立盆底疼痛研究中心的一批国家。目前法国也有几个类似的中心，但都不太出名。

在外阴层面，撕裂或外阴切开术留下的瘢痕可能变硬，形成粘连带、凸起和硬块。有些未能被身体吸收的手术缝合线，可能引起小脓肿，也可能刺激到神经。

✎ 救救你的盆底！ ✎

女性在分娩后，如果盆底的伤口接受了缝合，那么保持相关肌肉组织的弹性和活动性就至关重要。比如女性在产后应立刻进行一定的按摩，不要等肌肉僵硬了才开始解决问题；产后的女性还可以通过特定电流进行电刺激治疗；也可以对伤口进行引流和按摩。当然，产妇在分娩结束后就可以进行轻度收缩和舒张盆底肌的练习，不断尝试用盆底肌发力，努力坚持以恢复盆底功能。

需要注意的是，女性如果在产后出现了疼痛，一定要尽早治疗，产后六周再处理盆底问题就太迟了！治疗目的当然不是加强盆底肌肉的力量，而是放松有瘢痕的区域。当疼痛难以忍受时，必须立即采取措施……

此前我们已经介绍过，尾骨脱臼通常非常痛苦，需要服用强力止痛剂才能缓解，等到身体感觉不到疼痛时，相关关节已经纤维化了，尾骨和盆底也因此无法活动。这时再想办法治疗就很困难了。

性交中的疼痛

这里所说的疼痛包括阴茎插入时的疼痛和深层疼痛。深层疼痛在性交结束后仍会存在，并且会辐射到腹部，引起腹胀。

深层疼痛多源于子宫活动性太强、附近韧带过于松弛。

如果子宫已经脱垂，离阴道口很近，而性交过程中阴茎又撞击子宫颈，子宫就会被推回腹部并压迫肠道。这会立即引发腹部疼痛，且疼痛在性交后仍会持续，因为肠道（和腹膜）会持续产生反应。

这种情况下，调整性交姿势非常重要，应设法借助膈肌抬升子宫，这会比收紧盆底肌有效得多。

阴道口在阴茎插入时出现的疼痛可能是皮肤病变、阴唇撕裂、阴道和肛门之间的阴唇后联合撕裂或阴道黏膜擦伤造成的。阴道黏膜擦伤常出现于分娩过程中，这种擦伤一般会很快愈合，再次发生性行为之前就会消失。但如果性交时阴道不够润滑，原本恢复好的伤口就可能再次撕裂。

使用润滑剂

在分娩和更年期后，阴道的润滑度较低。因此，女性可以考虑使用阴道润滑剂，尽管这种做法还不是很普遍。事实上，有关这方面的信息还相对匮乏。

—— ❧ **救救你的盆底！** ❧ ——

产妇出院时，医生会开避孕药，却不会对恢复性生活提供任何建议（何时恢复性生活、采用何种体位、如何使用润滑剂、服用止痛药应注意什么……），也不会告知产妇什么是结构上的、荷尔蒙上的或心理上的"正常现象"。然而，产后第一次性行为——尤其是在阴部有撕裂伤或者接受过外阴切开术的情况下——常常使产妇非常痛苦，这对产妇的放松无益。

改变体位和调整呼吸对改善产妇性生活的质量有很大帮助。在性行为前排空膀胱和直肠也非常重要。

阴茎插入时出现的阴道疼痛也可能发生于阴道口的内侧壁。

当阴茎接触阴道的一侧时，产妇会感到非常剧烈的疼痛。这实际上是因为位于盆底深层的髂尾肌发生了挛缩。此时女性会明显感觉髂尾肌像小提琴弦一样细而紧。然而，另一侧的阴道侧壁却没什么感觉。与此对应，盆底肌的收缩也不对称：一侧不会收缩，另一侧则会剧烈收缩。

这种情况是分娩导致的：原本沿斜线下降的婴儿转向进入坐骨棘附近的空腔，导致骨盆转动。其中一块髂骨会向前运动，另一块则会向后运动，造成盆底肌和骨盆周围的肌肉（尤其是骨盆内部的闭孔肌）发力不对称，从而产生这种像琴弦一样的紧绷感，最终导致疼痛。

一般来说，分娩也会导致骶髂关节疼痛。这种疼痛就像坐骨痛一般，但是发生在下背部的一侧。女性在经期之前、搬重物或过度疲劳时都会感到这种疼痛。

按摩骶尾肌或收紧盆底肌毫无意义，只会加重肌肉的不对称性。帮助产妇在分娩后、下地前把骨盆调整到稳定状态才是当务之急，但是产科医生几乎从未这样做过。

然而，几乎没有人帮助产妇调整骨盆，产妇就这样"拖着"疼痛过了好几个月，这可能严重影响其未来的性生活。产妇就医时，医生一般会先检查外阴，再检查缝合伤口的恢复情况，之后用阴道镜检查子宫颈，取样检查是否存在真菌或病菌；医生还可能给产妇开雌激素软膏、抗生素或抗真菌药（如果产妇感染了真菌）。但是，这些药无法解决骨骼结构上的问题：骨盆仍处于错位状态，产妇在治疗后还是会因此受苦。这种痛苦可能发展为对性行为的抗拒，甚至是心理问题。这种情况屡见不鲜……

一种被遗忘在时间长河中的治疗手段

尽管这种骨盆错位问题在现代妇产科学中并没有受到重视，但在很久以前，有经验的助产士早已掌握相关治疗方法并进行了系统性的实践，从而解决了这种问题。在法国，只有骨科医生才知道如何处理骨盆错位问题，但如上文所述，他们并不能完全发挥作用，高昂的治疗费用、对体内操作的禁止条例、患者太晚就医、分娩后或术后未固定骨盆等诸多原因都会对患者获得治疗造成障碍。

性交困难：勃起功能障碍、早泄、性冷淡、没有性欲、没有性高潮、阴道痉挛……

骨骼错位导致的问题一般不会很严重。性交困难常常与心理问题（抑郁症、情感障碍、童年时遭受虐待、夫妻感情不和等）或生理问题〔循环系统问题、代谢性疾病（如糖尿病）、神经系统疾病（如多发性硬化症、帕金森病）、癌症、手术、药物影响、辐射等〕有关。

本书意在通过对盆底知识、发力模式和呼吸方式、预防措施和康复训练的详尽介绍来帮助女性改善盆底功能。本书并不能用于治疗严重的性病，但其中的一些方法有助于改善与盆底相关的骨骼问题并使其恢复正常。此外，本书还会补充一些有针对性的治疗方法。

神经性疼痛

还有一种男女都会出现的疼痛，表现为半边盆底有烧灼感，且痛感辐射到臀部。这是因为盆底的主要神经（阴部神经）在通过骨盆狭窄僵硬的神经区域时受到了压迫。想要消除疼痛，就应解决神经受压迫的问题，患者可以进行复位或者引流，也可能需要做手术。但是，患者在治疗前必须获得明确的诊断，而非默认的或者排除性的诊断。

———————— ❧ **救救你的盆底!** ❧ ————————

日常生活中，我们几乎从不预防盆底问题，而很多导致盆底问题的错误习惯还会加重我们作为两足动物的身体缺陷。法国在盆底康复领域处于世界领先水平，但法国的盆底康复训练常常只顾加强肌肉（尤其是耻骨直肠肌）力量，康复内容不够全面，效果也不够好。

这种康复训练有非常大的局限性，并且常常将问题过于简单化。做出正确的诊断、找出问题的根源是最重要的，这样才能对症治疗。

便秘、失禁、疼痛……盆底问题种类繁多，会给我们的生活带来诸多不便。本书提供的健康建议（比如生活中应该采取怎样的体态、如何上厕所、如何呼吸、如何进行体育运动等），可以预防盆底问题的出现，以及避免在完成康复训练或手术后老毛病复发。

|第三章|

腹腔高压：盆底不能承受之重

腹腔高压是如何产生的？

腹腔高压和其产生的向下的推力都会作用于盆底，因为盆底就在腹部下面！呼吸方式会决定腹压的大小和压力的方向，不正确的呼吸方式会将膈肌向下挤，造成腹腔高压，引发盆底问题。

为了更好地理解腹腔高压和盆底问题的关系，让我们来看看腹腔高压是如何产生的。

三个压力腔室

有一种模型可以非常生动地描述腹压形成的模式和相关症状的病因，即压力腔室模型。可以说，人体有三个压力腔室，它们像三个"盒子"一样。

用来思考的"盒子"是颅腔。颅骨骨质坚硬而结实，可以保护里面的大脑。大脑不能承受压力的变化，否则会引发严重的问题！

用来呼吸的"盒子"是胸腔。骨架中的肋骨部分可以活动，能够随呼吸舒展、收紧、上升或者下降。"盒子"内的压力随空气进出和血液流动而改变，脏器（心脏、肺）也随之收缩和舒张，但是每个脏器的位置都是固定的，不会移动。

用来消化和生育的"盒子"是腹腔。腹腔的后部和底部都有骨骼：后部是有一定灵活度的脊柱，底部是骨盆（像一个下面开口的篮子）。腹腔的前壁和侧壁都由肌肉组成，因此有一定的弹性。膈肌位于腹腔上方，是一块向上膨隆呈穹隆形的扁薄阔肌，会随着呼气和吸气不停地上下运动，刺激血液循环。腹腔前壁和侧壁的肌肉结构非常复杂，保证了脏器的正常功能：消化、排泄、繁殖。盆底肌位于腹腔下方，其结构同样复杂，保证了人体的排泄功能、性功能和生育功能。

腹腔脏器的体积、压力甚至位置都在不断变化之中：膀胱慢慢充盈又排空，肠道通过收缩来促进消化转运，乙状结肠贮存并排出粪便，子宫的体积和位置也会随着胎儿生长而改变…… 腹腔内各脏器相互依存，同时作为一个整体，随膈肌的移动而移动。

腹腔必须给予脏器足够的空间，原因如下：

——如果腹部内收，腹腔的侧面周长就会减小：这样一来，腹腔的高度就需要增大，要么膈肌上升，要么盆底下降；

——如果膈肌下降，要么腹腔内的脏器会连同盆底一起往下挤，要么腹部会鼓起（因为脊柱的存在使脏器无法向后移动）；因此，在腹肌收缩的情况下，根据膈肌位置的不同，腹部既可以"硬硬地"鼓起，也可以放松地往内收，还可以是平坦的。

腹腔的形态都取决于膈肌的位置。

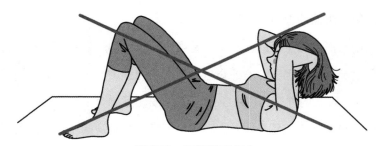

卷腹时，腹部鼓了起来

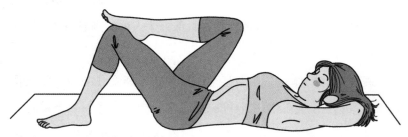

因为身体的伸展，腹腔得以变长，腹部会向内收

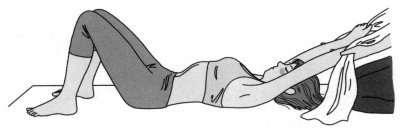

这样躺下的同时，双手被人往后拉，如同悬吊在空中，
这时腹部是凹下去的

膈肌可以作为穹顶，为腹腔提供关键性的保护，但也可能对盆底造成伤害

当膈肌下降时，整个腹腔都会下降。

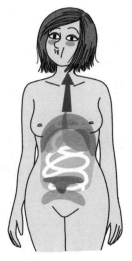 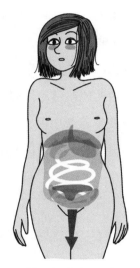

呼气时，膈肌和　　　　　　　吸气时，膈肌下降，
盆底同时回升　　　　　　　腹部鼓起，盆底会轻
　　　　　　　　　　　微下降

　　不论是在学校的体操课或健身房的团体课上，还是在产前准备训练或盆底康复训练中，首先要纠正的就是呼吸！

　　四足动物或婴儿的呼吸方式是这样的：吸气时，鼻孔打开，腹部放松且慢慢鼓起来，肋骨微微张开；呼气时，腹部慢慢收回，

且一直保持放松状态，随着空气的排出，膈肌在腹腔脏器的推动下微微回升。呼吸过程中，整个腹腔会进行弹性运动，多数脏器不会被压迫，也不会被挤向前方或下方。

我们如果在狗呼吸时观察其尾巴下方，可以发现呼气时狗的肛门会微微内收，就像在向内吸气一般，但其肛门肌肉并没有收缩。事实上，狗的鼻子和盆底都会参与呼吸，整个过程富有节奏，是自动完成的。

对我们来说，最常见的问题是，在坐姿或站姿下，驼背或挺胸所导致的膈肌活动受限，会让我们"倒着"呼吸。此时，我们呼气时腹部不会内收，而胸骨会下降；吸气时腹部不会鼓起来，而胸部会上提。这种情况下，只有胸腔参与了呼吸运动，是辅助呼吸肌在运动，而不是膈肌和腹肌在运动，这时腹肌是被动的。

—————— ✺ **救救你的盆底！** ✺ ——————

不论是运动、怀孕生子，还是治疗便秘，我们都该纠正之前的错误了。导致各种错误的共同原因即膈肌的活动性低。

仅进行肌肉收缩训练远远不够——这个观念曾经很难被接受，如今已渗透在各种康复疗法中。

体操运动是常见错误的放大版本：抬起手臂时吸气（腹部内收）和放下手臂时呼气（腹部鼓起）完全与人体的生理结构背道而驰，错误呼吸方式引起的问题会因为手臂的抬起和放下而加重。

我们应找回顺应生理结构的呼吸方式：呼气时膈肌（精确来说是膈肌中心腱和膈顶）上升，腹部收回、变平，腹腔周长变小，肋骨内收；吸气时膈肌下降，腹部放松，肋骨微微张开，不要刻意向下发力。

"好主意"其实并不好

千万不要把那些烂大街的建议当成好主意！要运用批判性思维及本书讲到的原理做出判断，要明白什么样的建议绝不能接受。

"使劲吸气，让腹部鼓起来！"

有些知道腹式呼吸好处的人总是对此大肆宣传，并教人在吸气时主动鼓起腹部：这时人会主动发力下压膈肌。然而，我们永远都不应该主动发力往下"推"！

曾接受过腹部手术的人很快就能意识到问题所在：为了吸气而刻意发力会使人感到疼痛，呼气后膈肌自然放松则让人舒服！

孕妇在分娩时，子宫会收缩，如果这个时候试图通过发力使膈肌下降，不仅下降幅度有限，还会带来痛苦。这就是为何"无痛"分娩时，助产士都会让产妇的呼吸浅一些，其目的就是不让膈肌下降……但这种呼吸方式会使产妇疲劳，还无法帮助产妇获取充足的氧气，因为其吸气方式是错误的。

相反，如果呼气时抬高子宫（很多孕妇在宫缩时都会自发地用手撑着肚子，抬高子宫），而后自由地吸气，那么呼吸幅度就会很大，身体也会很放松。想要这样流畅地呼吸，我们必须给膈肌足够的回升空间，呼气时身体要伸展开来，而非缩着，以使膈肌自然上升，这样才能使吸气的幅度更大。

"呼气，把肚脐收回去！"

这种错误建议源于对主动呼气方式的错误理解，是一种对腹横肌的错用。"腹横肌"一词在当今很流行，但使用这个词的人往往对它毫不了解。事实上，刻意收缩腹横肌常常导致发力位置过高，使腹部缩得像一个沙漏。这种发力方式不仅会产生向下的推力，而且会使上半身向前弯曲，胸骨下降，却不会使腹腔脏器回升。收缩腹横肌还会把盆底向下推，使呼气变短促，因为膈肌无法回升。

正确的呼气，应该让腹腔变高、变窄，同时拉长背部，抬起头部，是一个与重力做对抗的过程。

正确的呼吸方式：正常呼吸即可，剩下的工作交给膈肌

我们如果想要主动呼吸，一定要遵循人体的生理习惯和机械构造。

- 从呼气开始，将膈肌向上推。呼气时要保证膈肌还有向上

的空间，且一定不要向前弯腰！

- 吸气时不要做其他动作，只需张嘴或打开鼻孔即可，放松腹部肌肉，膈肌会自然下降。这一点在跑步时非常明显：如果在跑步时尝试吸气，我们很快就会感到憋闷。要尝试呼气，通过膈肌的上升让空气进入体内。只有腹式呼吸而非胸式呼吸才能做到这一点。

正确的呼气非常关键，它是所有正确发力的基础。

❧ 救救你的盆底！ ❧

有时，我们呼气了却没有抬高腹腔，这会导致"高压锅"效应。即使"呼气"了，只要脊柱未被拉长，膈肌就不能真正上升，这时候的呼气只会使腹部鼓起。仰卧起坐运动同理：呼气时我们向下发力，导致膈肌无法放松并回升，只有少量的肺上部的气体被排出。

上文已经提到，对女性来说，如果腹腔脏器被向下、向前挤压，脏器会向阴道（尤其是没有肌肉的阴道前壁）这个空荡的通道移动。阴道内会因此产生疝气，膀胱和子宫会进入这个区域。

对男性来说，腹腔高压会使肠道的一部分凸起，进入疝气口（腹股沟疝或者阴囊疝）。腹直肌会分离，并且在肚脐上方形成一个小鼓包，还可能进一步发展成疝气，甚至内脏膨出。每 4 位男性中就有 1 位受疝气困扰。此问题常见于 50 岁以后的男性，在年轻人中，则常见于咳嗽剧烈的人、运动员、搬家工等体力劳动者、管乐器演奏者……

做手术：修补却不减压，这更伤身

疝气手术一般会拉拢疝气口周围的腹部侧壁肌肉以修补缺损，有的手术也会用人工网片修补缺口，防止肠道突出。手术一般会对两侧腹肌进行对称的操作，因为只闭合一侧的开口很可能导致另一侧的薄弱区域有高压风险。

针对女性尿失禁的"吊带"手术工作原理也类似：吊带可以固定住尿道，对其形成有力支撑。当腹肌从上向下用力时，可以压紧尿道，从而改善泌尿功能。但如果患者仍做跑步、仰卧起坐等运动，腹腔脏器下垂、尿失禁就可能复发（大约有三分之一的可能性）。

除手术之外，医生和患者也应试图从根源着手解决问题。由咳嗽造成的腹压过高可能较为棘手，而由体育运动造成的腹腔高压则可以通过改变呼吸和用力方式来改善。然而，很少有患者接受过这方面的康复训练。

———————— ～❀救救你的盆底！❀～ ————————

如果手术的目的是让患者在生活中沿用错误、有害健康的动作和发力方式，那么进行这个手术的医生对患者完全没有责任心。

这样做就像是给一颗定时炸弹遮上一层布。

应避免的错误姿势及纠正方法

为什么看似自然的呼吸方式并不一定正确呢？因为姿势不对。因此，纠正错误姿势是正确呼吸的第一步。

为了让膈肌像活塞一样在腹腔中运动，腹腔不能被弯曲成两段！保持站姿、坐姿、躺姿、四肢着地、手倒立、头倒立……每种姿势都有需要遵守的要求。

一旦肩膀和骨盆之间的距离缩短，那么无论是上半身向前（仰卧起坐、错误的卷腹、驼背），还是向后（背部反弓），向左还是向右，膈肌都无法正常运动。因为这时胸骨会下降，膈肌无法上升。这样一来，腹腔体积会变小，脏器会被压向相对空荡的腹腔空间，即前部（腹部鼓起）或下部。这时，下腹部肌肉无法收紧，只有肚脐上方的上腹部肌肉可以收缩，形成从上向下的推力，同时，后部的脊柱也会如挡板一样形成从后向前的压力。

一个错误的"好主意"：为了不反弓背部而"驼背"——这个方法只会帮倒忙

我们常把大多数疼痛（尤其是背部疼痛）都归咎于背部反弓。所以，因为害怕反弓背部，很多人在日常生活中都会驼背，将身体前倾，尤其是在坐姿下。

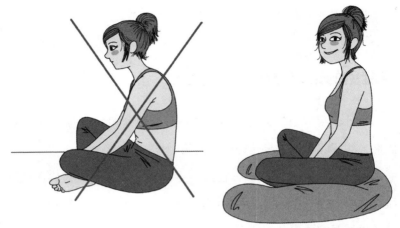

错误姿势：弯腰驼背　　　　　　正确姿势：身体伸展

背部可能不反弓，但该如何做呢？

以狗和猫为例，它们会通过拉伸四肢实现背部凹陷与拱起，而且在拉伸之后，它们常常会打哈欠。这是因为拉伸使膈肌更加灵活，呼吸更加顺畅。

我们不应反弓背部，也就是说，不应用力挺胸使背部向后弯折，使肩膀向后靠近骨盆。同样地，我们也不应向前弯腰！

向前弯腰虽能减轻椎间盘后侧的压力，但会使椎间盘前侧受到压迫。一些背部的康复疗法采用了这种简单快速的捷径，但治标不治本。

改善背部反弓并不意味着要向前弯腰驼背，而意味着应进行拉伸，像拉开"手风琴"一样伸展脊椎。

每一个椎骨都应在所有方向上尽量伸展。这意味着在拉伸时

必须拉长脊柱，无论背部拱起或凹陷，上半身向右倾斜或向左
倾斜……

　　猫在拉伸时背部既会凹陷也会拱起，并且脊柱从不会弯曲：
它会四肢抓地，尽力将臀部向后拉，背部呈美丽的拱形。狗在伸
懒腰、做拉伸的时候，四只爪子无法固定在地面上，它会保持臀
部在后，同时努力尝试将前爪向前伸。这两种动物在拉伸时都会
抬起头，但不会弯曲颈椎。

　　然而，当我们尝试学着像猫或狗一样让背部拱起或凹陷时，
我们并不能充分拉伸，只会弯曲腰椎和颈椎。

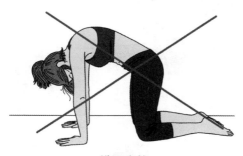

错误姿势

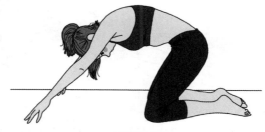

正确姿势

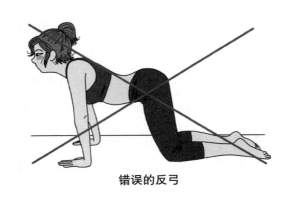

错误的反弓

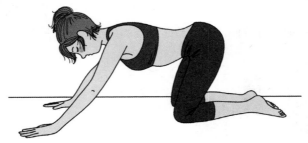

正确的反弓

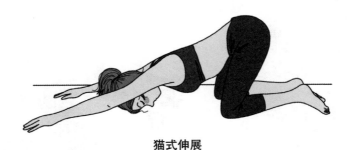

猫式伸展

如果我们谨遵"吸气时背部拱起，呼气时背部下凹"的做法，体内就会始终存在一个推力，使得吸气时膈肌下压，呼气时胸骨下降。

与我们可能认同的观点相反，当背部像拉紧的弓一样下凹时，脊柱并没有反弓，而是得到了充分的拉伸。

呼吸情况可以告诉我们姿势是否合适，肩膀和骨盆有没有靠近：如果可以很轻松地进行腹式呼吸，呼气时下腹部收回，就说明我们此时的姿势正确。因此，在确定膈肌回升的情况下，我们可以在呼气时稍微用力一些，完全不用担心盆底肌会受伤。

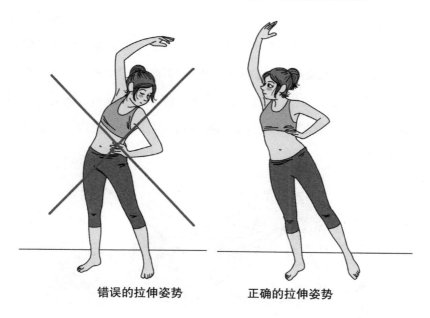

错误的拉伸姿势　　　　　　正确的拉伸姿势

侧面拉伸也是同理：向左或向右弯腰没有区别，关键在于如何弯腰！如果我们的姿势呈月牙形，呼气时腹部可以收回，脏器（甚至胸部）可以回升并向后移动，我们就能很自如地进行腹式呼吸。如果在拉伸时，一侧的肩膀和骨盆相互靠近，椎间盘侧面就会受到压迫，呼气时腹部会鼓起。这是因为脏器上部的空间变小，呼吸只能在肋骨下面很小的空间内进行，呼气时腹腔内会产生向下的压力。

注意骨盆的倾斜角度

为了不反弓背部，最常见的建议就是做臀桥：腰部需要先贴紧地面，之后通过抬高臀部同时抬起腰部，同时呼气（这显然会比较困难，因为脊柱弯曲了）；随后放下臀部，同时吸气（有的时候会先吸气鼓起腹部，然后将鼓起的腹部向上顶）。不管怎样，在做臀桥时只要一放松，骨盆就会着地，腰部就会反弓，因为这一动作完全是靠腹直肌（就是腹部那些巧克力块般的肌肉）的收缩完成的！

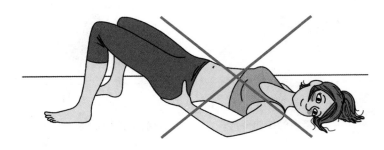

不要再做这个动作了，它会损害盆底的。唯一对盆底有益的动作就是让骨盆远离肩膀，或者让肩膀远离骨盆。

要抬起骨盆就必须收紧耻骨直肠肌（类似憋尿时的发力动作，

或动物夹起尾巴的动作），使骨盆处在正确的方向上，之后再让骨盆尽可能远离肩膀。

此时，呼吸自然，延伸至腹部，腹部是凹陷的，腹部肌肉完全放松，而身体的其他部位（包括胸部）仿佛都在抬升！骨盆不会转动，而会保持原位。

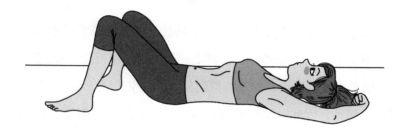

还有一种非常好的放松方式。首先，你先躺下来，弯曲双腿，双脚着地，在腰部下方放一条浴巾。这时，让另一个人沿着从腰部到脚的方向，抽出浴巾，而你全程保持放松，不要用力。你会感到骨盆在转动，尾骨在向前移动，背部被慢慢拉伸，腹部逐渐凹陷，没有任何发力的感觉。整个过程非常舒适。

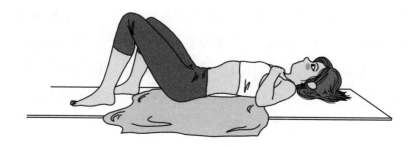

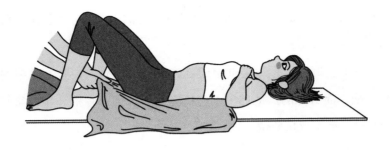

　　站立时，骨盆很难转动，在自然的呼吸方式下，人会弯腰，就像要抓着自己的内裤那样。但是，如果用腹式呼吸，使腹部收缩，腹腔脏器回升，脊柱就能得到伸展，脊椎生理曲度就能减小，使骨盆转动。因此，用手提东西和用头顶东西的用力方式是有区别的：前者会让人不知不觉地因为东西的重量而弯腰驼背；而后者则可以通过能否调动腹式呼吸来判断姿势是否正确，以预防因姿势错误对盆底造成损伤！

正确的体态与正确的呼吸方式一起帮助你锻炼盆底肌

　　正确的体态从盆底开始。呼气从腹腔底层的盆底开始，这样做使骨盆处于适当的位置，既有利于进行正确的呼气，又能减轻盆底所受的压力。呼气时，所有脏器回升，腹横肌下部被激活。同时，膈肌回升将盆底肌拉起。吸气时，膈肌下降，腹部放松，盆底肌也随之下降，但是骨盆不会运动，也不会造成脊柱前凸。

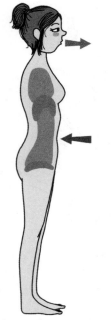
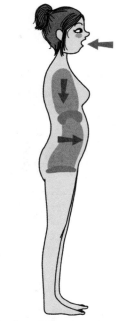

呼气时，膈肌上升，腹部内收　　　吸气时，膈肌下降，腹部鼓起

从鼻子到盆底的呼吸：像挤牙膏一样

挤牙膏时，一部分牙膏被挤出，另一部分牙膏被挤向牙膏管底部。

如果忘记盖上盖儿，管口的牙膏就会变干。那时想挤出牙膏，就需要更大的力量，同时管底也会承受更大的压力。这种情况下，如果剪开管底，更多牙膏就会从管底而非管口被挤出。

所以，我每天挤牙膏时都会把牙膏管从下往上卷起来，以避免牙膏被挤向下面。呼气也是如此，应从盆底开始。

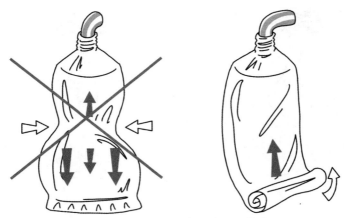

鼻子和盆底就像牙膏的管口和管底

日常生活中，当我们发力站起时，盆底部位不应有任何东西下沉或脱垂，只有在排便、排尿（但不需腹部用力）和分娩时，才会有东西从盆底排出……

当排便不畅（大便干硬），需要用力时，或分娩过程中想增加子宫的推力时，我们可以通过稍微关闭声门中断呼气，就像一个半胶塞卡在喉咙中一样。

试试吧！

感受这种呼吸方式：背部挺直坐下，吸一口气，想象自己正在用力憋尿并开始呼气。你会发现，这时下腹部和盆底肌肉会自发地收缩。这种呼吸方式可以让脏器回升，并使其贴近后部。同时，这种呼吸方式也会使背部得到拉伸。

另一个错误的"好主意"：保持盆底收紧，或者说保持耻骨直肠肌收缩

在接受"经典"的康复训练——只增强耻骨直肠肌力量，却不安排呼吸训练——之后，患者常会被建议在呼吸时保持肌肉收缩，尤其是腹部肌肉。

然而，这样做只会带来两种后果：

——要么腹直肌会缩短，膈肌即使在呼气时也无法回升：这时盆底回升了，膈肌却无法回升，这种违反人体生理结构的现象会导致腹腔的体积被压缩，腹压也会变大；

——要么脊柱会被拉长，膈肌可以自由地回升：这时，如果想保持盆底肌收缩，呼吸就会不充分，膈肌也无法回升至最大高度；应该让盆底肌舒张，盆底能自由地回升，使膈肌更好地运动。

正常呼气时，盆底会自然回升，而不会收紧。盆底的运动模式与汽车的起动机相似，它可以让骨盆处于合适的位置并触发呼气和膈肌的回升。之后，随着呼气的进行，背部伸展，膈肌上升，盆底也会回升，不会让呼气受阻。

总之，通过收缩耻骨直肠肌来辅助盆底回升是主动呼气的正确开始方式。多练习这种呼气方式，可以保护背部和盆底，让盆底更有力量。不过，我们在开车时不会一直打火，否则汽车就会因"窒息"而熄火。同理，耻骨直肠肌也不应在呼气时一直收缩。

为什么肚子变大了？

肚子变大的原因很多，如怀孕、刚刚分娩、腹部胀气、便秘，最常见的原因是腹部疝气，腹腔脏器膨出，不再受腹腔束缚。

背部自然伸展时，腹部会自行收回，但腹部肌肉并不会主动收缩。腹部内收只是因为腹腔抬高，胸骨远离了耻骨，脏器向后靠在脊柱一侧。当脏器不再受腹腔束缚，腹部就会凸出，肚子也会因此变大。

因此，我们不仅要改善自己的体态，也应关注自己的消化和循环系统的功能，更好地"排空身体"，并让腹部肌肉更多地参与到呼气当中。

腹肌训练：需要避免或纠正的错误

错误的骨盆倾斜和呼吸方式

为了规避腹肌训练的相关风险，大多数健身教练会表示自己非常谨慎：在训练时会调整好背部姿势，集中精力呼气……然而他们采取的一些错误的姿势和呼吸方式恰恰会造成骨盆前倾，膈肌无法回升，胸腔降低，腹部在呼气时鼓起，从而导致腹压增高，脏器被向前和向下挤压……

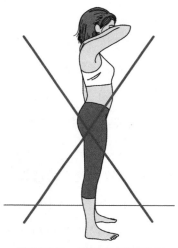

背部反弓，肩膀靠近了臀部

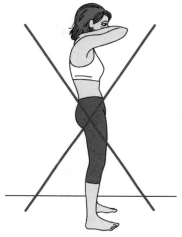

骨盆前倾，胸部靠近了耻骨

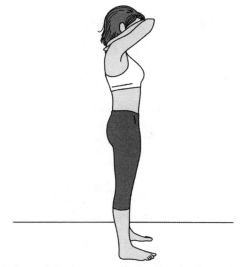

骨盆倾斜角度正确时，胸部和肩膀远离骨盆，臀部远离肩膀

盆底肌的发力不当

近几年，"盆底肌"一词出现的频率越来越高，这个概念不再鲜为人知或为医学专用，而是已经被大众接受并且被广泛传播。然而当人们提出与之相关的建议时，往往人云亦云，自己并不理解其中的原理。与盆底肌相关的训练也缺乏必要的指导或解释说明，"修复盆底肌"好像变成了一种灵丹妙药。

然而，当膈肌无法回升，或腹肌收缩导致腹腔压力增大时，收缩盆底肌（耻骨直肠肌）是荒谬的。因为这只会让腹腔底部上升，导致腹腔体积整体变小，但由于其中内容物的体积却未变，腹压达到了顶峰。这就形成了高压锅效应：压力无处可去，腹腔几乎要爆炸了！

此时，唯一合理的解决办法就是停止向下发力。让腹部收回而非鼓起，这样腹肌才能高效发挥出它的作用。想要收回腹部，我们的身体必须处于伸展状态，而且能正常呼气。

符合生理结构的腹部收回顺序应如下：

- 摆正体态（从盆底开始）。
- 伸展。
- 盆底肌发力以开始呼气，使膈肌、腹腔脏器和盆底回升。

在呼气过程中，盆底肌承受的压力变小，被向上吸起，随着膈肌一起回升。我们会发现，当下腹部肌肉开始发力时，耻骨直肠肌会轻微放松，这很合理，因为耻骨直肠肌不需要承担更多的压力。

不要试图在发力过程中让盆底肌保持最大的收缩程度，这是不可能的，盆底肌很快会力竭。应让盆底肌跟随膈肌和收紧的腹肌从下到上微微提升。盆底肌和膈肌的运动幅度会因此增加。

你可能需要重新训练腹肌了

我在另一本书——《减腹力》（*Abdominaux: arrêtez le massacre*）中着重讲解了与腹直肌相关的问题。此书出版以来，很多康复训练都增加了一些针对腹斜肌的训练，减小了对盆底的损伤。

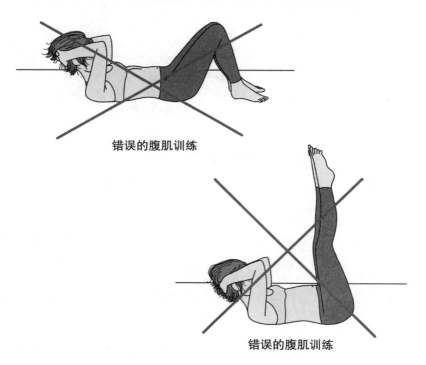

错误的腹肌训练

错误的腹肌训练

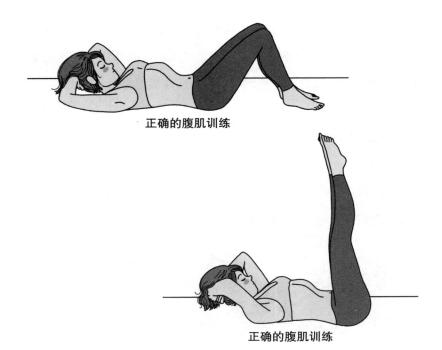

正确的腹肌训练

正确的腹肌训练

✤ 救救你的盆底！ ✤

在进行一项本该对身体有益的运动时，却伤到了背部、腹部和盆底，这非常可惜！

错误的腹肌训练方式会导致腹股沟疝、椎间盘突出症等腰椎问题和颈椎问题。然而，人们常常让背痛患者进行错误的腹肌训练，这非常荒唐！对女性而言，错误的腹肌训练还可能导致器官脱垂或者失禁。

事实上，常见的腹肌训练动作对身体非常不好，因为它不能保证腹部放平，深层的肌肉也无法得到锻炼。但平板支撑可以做到：让脏器回升，并用腹肌支托它们；也能通过腹肌撑起脊柱，保持身体平直。

此外，巧克力块般的腹肌看似很难练就，但只要我们停止那些对身体极其不好的训练方式，其实很快就可以练成。

在做卷腹时，我们常常抬起头部，这会导致斜方肌发力，腹压也会因此增大（错误的身体扭动会导致脊柱反弓与侧弯）。这与腹直肌收缩一样，都对身体有害（腹直肌收缩在身体错误扭动，如头部抬起时更容易发生）。

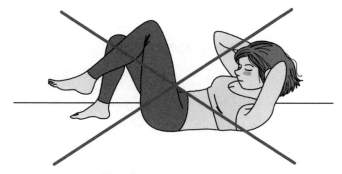

错误的身体扭动会导致盆底压力过大

正确的训练原则应当是在保证身体的灵活性、伸展性的同时，完成一些力量型训练。这也是武术的秘密：缩短的且没有弹性的肌肉不会很有力量；进行拉伸和身体的灵活性训练非常重要，因为一张没有弹性的弓是没法把箭射远的……

通俗易懂的腹肌训练法

正确的卷腹动作会把上半身连同胸部抬起来，头部会保持在肩部上方，不会过于前伸。想要更好地锻炼腹肌，必须调动盆底肌。腹部发力对改善盆底的健康也很关键，因为盆底不可能独自"托着"所有腹腔脏器。

事实上，我们在进行盆底肌康复训练的同时，也需要锻炼腹部肌肉和背部肌肉，从而让这三部分肌肉共同支撑上半身的重量。

腹肌作为呼吸肌，会将膈肌向上推，从而使盆底向上回升而不是被推向下。要做到这一点，必须用正确的姿势呼吸：不要弯腰驼背，不要降低胸骨，不要下垂手臂……

检查腹肌训练动作是否正确的方法

为确保腹肌训练动作正确，你可将一只手放在肚子上（参见第 256 页），或对着镜子进行训练，看看腹部是鼓了起来还是凹了下去。如果手被顶起，则动作错误。在正确的腹肌训练中，腹部应收回，耻骨和胸骨之间距离会变大，胸部会上升。只有在这种情况下，腹腔脏器才会被"挤"向背部和高处，而非被推向前部和下部。

在身体伸展的情况（如上文提到的，躺下时抽出浴巾，使骨盆正确倾斜）下，腹部会自动向内收且腹肌不会收缩、发力。此时，腹部依然是软的，并且呼吸很自然，腹部起伏的幅度较小，不会有明显变形。这是正确的休息姿势。如果我们在呼气时故意放慢速度，作为深层腹肌的呼吸肌会发力并变硬，但腹部不会鼓起。

我们活动大腿、躯干和骨盆时，都会用到腹肌。事实上，以上所有动作在发力时都要用到腹肌，不同的腹肌（腹直肌、腹横肌、腹斜肌）可以使上述各部位拉长、弯曲、扭转和平移。

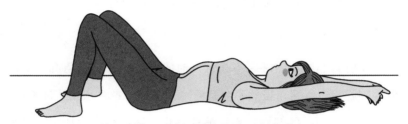

伸展身体：呼气时腹部向内，微微收紧

通过引流深度清理身体

一些引流练习可以刺激腹部的运输和循环功能，同时也可改善腹腔脏器（肝、胃、肠道、肾脏、子宫、膀胱、卵巢和肾上腺等）的运转情况，并对筋膜的功能产生积极影响。

在分娩后，引流练习也可以刺激子宫，使其更快回缩，减轻宫缩的疼痛，并使分离的腹直肌更快恢复。

假性胸腔吸气练习（fausse inspiration thoracique，FIT©）简单且有效：呼气（膈肌回升），把嘴闭紧，并用手指夹紧鼻子，枕骨向后靠，下颌回收；之后假装吸气，挺起胸部，注意不要真的吸气。

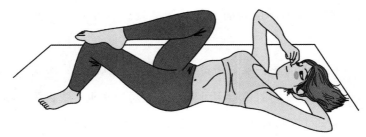

假性胸腔吸气练习（fausse inspiration thoracique，FIT©）

• 假性胸腔吸气练习的禁忌证

在患有心脏病、呼吸不充分、血压和眼压过高等情况下进行假性胸腔吸气练习，虽然不会有危险，但练习者会感到些许不适。由食管裂孔疝导致的胃食管反流症状也会因该练习而加重。进行该练习时，腹部瘢痕可能因发生粘连而疼痛。胸廓和膈肌活动性较低会在练习过程中导致肋骨下部产生痛感，但不会很严重。

值得注意的是，右侧肋骨下方出现剧烈的疼痛，可能不是假性胸腔吸气练习导致的，而是因为练习者可能有胆结石。因此，在这种情况下，练习者必须接受 B 超检查并接受相应治疗。

假性胸腔吸气练习有利于保持盆底健康。此外，此练习可以使我们了解到盆底可以向内部打开，但是在上部受压时则不行。如果坐在地上，让胸部靠近大腿，或采用猫式伸展姿势进行该练习，你会察觉到盆底正在被动地回升并打开，或感觉到"有空气进入了阴道"。这些技巧还被用于检查盆底疼痛问题或肛管问题中。

如果在膈肌回升后再次尝试收紧盆底肌，你会再次感到深层盆底肌的收缩，此时耻骨直肠肌会更加放松，因为之前已经提到过，耻骨直肠肌的收缩与深层盆底肌的收缩相互拮抗。锻炼深层盆底肌很有必要，但膈肌如果未回升，就很难收缩深层盆底肌。

假性胸腔吸气练习会模仿人体在悬空、呕吐和倒立时的情况，强化膈肌的泵效应。假性胸腔吸气练习可以锻炼深层腹肌和盆底肌。这些肌肉从外部很难看到，并且相较于浅层腹肌和耻骨直肠肌来说，我们更难感受到其存在。我们将在后面讲解产后进行该练习的诸多好处。

在假性胸腔吸气练习中，所有腹腔脏器都在运动。你可以发现，腹部曲线的变化是完全被动的（腹肌没有发力，但肚脐向脊柱方向内收，腰部在变细，但对盆底肌没有产生压力），脏器下方呈水平线状的深层盆底肌在进行反射性收缩，收缩方式与半圆顶的图示相对应（参见第 159 页）。

加强腹肌：保护背部和盆底都需要它！

所有腹肌训练都应遵守以下原则：不要使肩膀在任何一个方向上靠近骨盆，否则腹腔脏器会被挤向前方和下方，导致腹部鼓起，并增加对盆底的压力。你可以进行一些静态训练（如体位引流练习、俯卧撑），或不缩短腹直肌的抗阻训练（即所谓的"等长训练"：在运动时保持肌肉长度不变），但训练初始时脊柱必须处于伸展状态。

这些原则也可应用于斜方肌训练中。在田径训练时运用这些技巧可以保护背部和盆底。

十年来，我与法国国家体育与运动学院一直保持合作，开发了"全身平板支撑"练习，成为所有奥运体育项目的基础热身练习。该练习能使全身从盆底开始充分伸展，从而使运动员提高运动表现并减少伤病。法国体操联合会鼓励各层次人群（出于休闲或健康目的的运动者、高水平和超高水平运动员、老年人等）采用该练习，以改善腰背疼痛问题。

几种好用的腹肌训练

下面，我们将详细地讲解几个经典的腹肌训练动作，出自我写的《减腹力》一书。

仰卧膝臂对抗

平躺，一条腿弯曲且脚着地，另一条腿抬起，脚放在弯曲的那条腿的膝盖上，骨盆紧贴地面，伸展脊柱，腹直肌放松。

• 将一只手放在枕骨下面，下颌内收，伸展颈部。

这一动作会使胸部上升，腹部放松并下凹——这恰恰证明，不主动收紧腹部也能使腹部内收！

• 在不移动骨盆的情况下，尽可能地使抬起腿的大腿靠近腹部。此过程中不要抬起臀部，同时，将抬起腿的同侧手臂抵住膝盖内侧。

- 随后，从盆底开始呼气，手臂用力向外侧推膝盖，尝试将两条腿分开，同时身体发力，对抗来自手臂的力量。此过程中，身体应保持不动。

注意：对抗手臂的力量应源于盆底肌和腹肌，而非大腿。

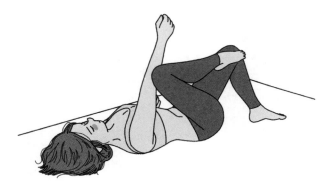

手臂与腿进行对抗

补充练习

- 膝盖微微内扣，将另一侧手臂抵住抬起腿的膝盖外侧。

大腿用力向外侧发力，同时手臂进行相应的抵抗。呼气时，会感受到盆底肌在发力。

腹直肌参与的抗阻训练

- 平躺，一条腿弯曲且脚着地，另一条腿的大腿尽力靠近腹部（此细节很重要），之后双手交叠，放在膝盖上。
- 从盆底开始呼气，同时尝试用手掌将膝盖向上推离腹部，同时腹部收紧对抗。此过程中身体应保持不动，腹部收紧并保持内收，不会"鼓出来"。

- 尝试将两侧大腿都尽力靠近腹部，再进行同样的练习，感受两次练习的变化。在这种常见的训练中，会产生很大的推力让腹部鼓起，进而对腰部产生较大的压力。

总之，为了踏上正确的锻炼之路，我们需要重新审视平常的肌肉训练，尤其是腹肌练习……

|第四章|

盆底与分娩：如何避免损伤？

分娩，引发盆底问题的首要原因

为了更好地了解如何在保护盆底的同时更顺利地分娩，我们将尝试分析大自然为人类生育做出了怎样的设计。我们会发现，当今的分娩操作完全与此背道而驰。

分娩的不同阶段

宫颈口张开

在分娩时，宫颈口会在肌肉收缩和胎儿挤压下张开，为胎儿进入骨盆提供通道。

通道畅通时，胎儿进入骨盆，开始复杂的下降过程。胎儿在通过骨盆入口的过程中会遇到无数的阻力，在通过一个像烟管弯头的弯曲的圆柱体通道之后，会沿着"脐－尾骨"轴的方向前进。

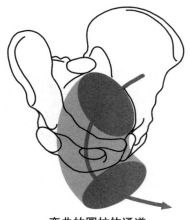

弯曲的圆柱体通道

产妇呕吐，说明她要生孩子了！

　　早在分娩技术医学化前，人们就知道呕吐是预示产妇分娩的正常现象了。助产士可以据此推断：胎儿已经到达骨盆顶部了。在过去，人们常说："产妇呕吐，说明她要生孩子了！"接生婆常常会轻戳产妇的声门来刺激呕吐反射，以促进分娩和胎盘排出。

　　产妇呕吐可以在胎位不正的情况下帮助胎儿重新调整姿态！胎儿的颈部可能过度弯曲，导致额头受到阻力，头部越发向后仰。这非常危险，可能导致胎儿大脑缺氧。

　　产妇在呕吐时，膈肌会因下腹部肌肉（腹横肌）的收缩而突然上升，子宫也会带着胎儿一起回升。腹横肌的收缩会支撑胎儿的枕骨，并调整其颈部弯曲的角度，进而调整胎位。

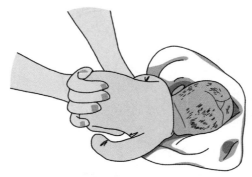

胎位不正：胎儿颈部过度弯曲，额头被挤到了耻骨联合处

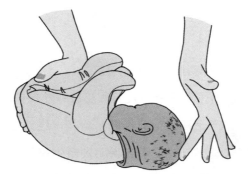

胎儿枕骨得到支撑，颈部向前弯曲

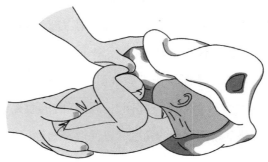

这样的姿势有利于胎儿进入骨盆

停车时，如果车停歪了，司机就需要将车开出来重新停。分娩也是如此；如果胎位不正，产妇就需要进行调整让胎儿退出骨盆，然后重新落位。

有些产妇在分娩时会后仰，这样既可以让子宫回升，又可以让下腹部紧张。这个动作也会扩大骨盆入口，让子宫紧贴脊柱，让胎儿处于理想的角度上。

上述动作不是由盆底肌操控的，这里的说明旨在让你了解膈肌以及胎儿整个身体（包括颈部）的位置是如何影响骨盆发力的。

需要注意的是，呕吐也是有风险的，尤其是在产妇昏迷、被麻醉或者瘫痪状态下，呕吐物可能进入产妇肺部。为了防范这一风险，产妇必须在分娩前禁食，昏迷的产妇还需要侧卧。

通常情况下，当产妇感觉到想呕吐的时候，她如果处于躺卧姿势，就会坐起来；如果处于站立姿势，就会向前弯腰。呕吐时，躺卧的产妇会微微耸肩，肩膀内收，胸部挺起，脖子前伸——既不会仰着头呕吐，下颌也不会内收。

分娩与呕吐的反射过程非常相似，但持续时间更长。呕吐时，盆底会回升并打开，这时盆底肌无法收紧。分娩时同理：腹横肌的收缩使子宫回升，直到胎儿无法再上升为止。这时，耻骨上支的压力会作用于胎儿的肩膀，使其进入骨盆，随后，盆底在膈肌的吸力下打开。顺利娩出胎儿后，产妇的脏器会回升至原位。

胎儿的下降

胎儿进入产妇的骨盆后，就会在子宫的推力下继续前进。这一推力先是由子宫作用于骶骨上，再通过胎儿的脊柱作用于胎儿的头顶部，胎儿就借着这股几乎等于40千克重物重力的推力向下移动。

当胎儿的身体触及产妇的髂骨时，胎儿会转动头部，但保持身体其他部位不动，让胎头两侧的太阳穴——全身直径最小的地方——贴近产妇坐骨棘（中骨盆平面）位置。随着胎儿朝"脐－尾骨"轴方向移动，产妇的骶骨会向后转动（与动物翘起尾巴的动作很像），骶骨凹陷的空间会随之变大，使坐骨棘分开，从而使胎儿的头部通过（参见"点头"运动图解，第50页）。

胎儿通过坐骨棘通道（中骨盆平面）

当胎儿到达坐骨棘位置时，产妇的身体会产生一种反射，促使她下意识地推动胎儿。一般来说，伴随着这一向下的推力，产妇会发出一种嘶哑的喘息：一种停留在声门中，而非"打开声门"的短促的呼气，就像在正确使用时高压锅安全阀发出的"嘶嘶"声。这样呼气不会使产妇脱力，反而会帮助她释放一点儿压力，还可能帮助她收紧腹部，提升膈肌。

当听到产妇这样呼吸时，助产士就能判定胎儿已经到达盆底，并触发了母体的相关反射。这时，助产士一般要迅速准备接生，因为这种推力非常有效，可让子宫、"脐－尾骨"轴、胎儿位置、腹肌和会阴都迅速准备就绪。

以上的反射是自发进行的：产妇无须有意识地控制自己如何呼吸、如何做、如何用力。仅凭借身体反射产生的一种难以置信的力量，产妇便足以生下宝宝（昏迷、被麻醉或者瘫痪状态下的女性也是如此）。

从生理流程上看，分娩过程与排便类似

虽然这个比方不太诗意，但分娩过程与排便过程在生理学上确实非常相似。

二者都要将某一硬物沿着"脐－尾骨"轴方向排出：胎儿落在盆底上；粪便落入直肠。分娩反射和排便反射非常相像，向下"推"的冲动一旦产生便无法抑制。对排便来说，排便反射在第一次便意产生时达到最强，并且其强烈程度不会因为乙状结肠再次"下蛋"、上方粪便增多（对分娩来说是从上到下的推力）而继续加大。

这就是为什么孕妇可以在排便时练习如何在不用力推、压腹部（膀胱、子宫和胎儿）的情况下，排出位于盆底的粪便。孕妇会感受到腹部承压处（腰部）同时发生着两种运动：粪便下降，同时腹腔脏器随膈肌和腹横肌的运动而回升。如果在分娩时这么做，产妇就能娩出位于盆底的胎儿，而让子宫和其他腹腔脏器回升。

分娩姿势中的生物力学错误

在分娩时，通常妇科医生要求产妇保持的常见仰卧位分娩姿势相当于一个高强度的卷腹练习：产妇双腿分开，头部被扶着抬起，手臂拉住大腿；吸气，屏住呼吸，将膈肌往下推。

然而，这种姿势为分娩增加了很多障碍，会使产妇的骨盆被卡住，胎儿反而不能通过大自然设计的路径下降。此外，产妇在这种姿势下也难以发力。以这种姿势分娩时，子宫不会回升，胎儿不会下降，而腹腔内的所有脏器会被迫下降，胎儿则会被迫回升。

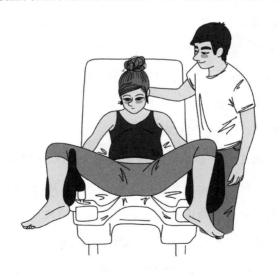

抬头会使膈肌闭锁

在头部抬起的分娩姿势下，产妇无法收紧腹肌，子宫因而被不受牵制地向前推，导致腹直肌分离。唯一可用来发力的是胸腔内的空气，它会把膈肌往下推，使腰腹部"鼓出"，盆底隆起，拉伸肌肉，但是不能让肌肉放松。这样会使盆底承受来自胎儿和所有腹腔脏器的压力，盆底肌要么收紧，要么因为过度紧张而变得松弛（而不是放松）。

这样一来，从上往下的推力增加了，这会导致子宫、膀胱和肠道以及胎儿一起下降，但盆底仍是关闭的！这就是最经典的错误分娩顺序——"吸气，憋气，推"。

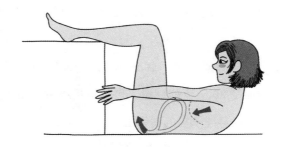

⤳ 救救你的盆底！ ⤳

事实上，人们对呼气时该如何发力，如何"推"了解得并不多。那么，怎样发力才是正确的呢？

用一个例子来解释。如果一辆车在坡道上无法前进，那么司机应先松开刹车或移走车轮止退器，而非猛打方向盘让车轮转弯，之后再踩油门就会很有用！

在这种姿势下，呼气时"用力推"没有任何作用：产妇由于头部被刻意抬起，根本无法正常呼吸，只能单纯地呼出气体，就像做卷腹运动时一样。也就是说，产妇只能释放来自膈肌的推力，而无法主动用力。这样一来，除宫缩外就没有别的推力了，分娩反射无法被触发，孩子也无法被娩出。

骨盆被卡住了

在上述分娩姿势下，产妇的骶骨完全无法活动，骶髂关节也不灵活，难以适应胎儿复杂的下降轨迹。这样一来，女性先天的分娩生理机制就都失效了。胎儿会被困在一个坚硬的"漏斗"里，无法顺着"脐－尾骨"轴移动。

在这个阶段，膈肌还位于底部，产妇如果发力向下推，就相当于给膈肌增加了 20 千克的重量。这份负担不会作用于胎儿，而会直接作用于负责悬挂子宫的韧带上！

上述做法效率极低，医生常常需要直接向子宫底部施加推力（助产士会用力地自上往下推产妇的肚子），而这是造成器官脱垂及大小便失禁的首要原因。

难产时，医生必须从使用这种向下推的方法（原则上被禁止，除非是紧急情况）、产钳（对盆底也是有危险的）和吸引器之间做出选择。可是，与先天的分娩生理机制相比，所有这些"拉出"胎儿的方法都显得非常暴力。

不过，就算做足了各种预防措施，产妇还是可能难产，胎儿因此可能非常痛苦，此时医生不得不干预分娩过程。当然，这种情况非常少见。

产妇如果需要主动发力，则说明分娩反射未被触发，或者说产妇并非处于自然分娩的状态。然而，很难想象原本正常的生理过程只在少数情况下才能顺利进行！这主要源于引导生产的时机不当：我们总是太早让产妇主动发力！

盆底因为双腿的分开而被关闭

双腿分开有利于憋便或减轻便意，却会阻碍女性分娩，因为这不符合正常的生理过程。正常情况下，胎儿需要在"脐－尾骨"轴的方向上移动，也就是说要向后移动，从而将骶骨尖和尾骨往外推，来使盆底打开。如果产妇双腿张开，胎儿就只能被迫前移，颈部被迫弯曲，头部抵住盆底壁，从后向前拉伸盆底。为抵消双腿分开这一姿势带来的阻力，产妇必须更加用力地推胎儿。

而此时胎儿依然摇摇晃晃地附着在子宫上，并未进入骨盆腔中。这与排便时的发力错误如出一辙。

股骨在骨盆位置的作用

1995 年的一天，我正在做瑜伽。当时我身体平躺，大腿抬至胸前，忽然，我想尝试把手放在坐骨下面，对比双膝分开（青蛙式）和双膝靠拢（犁式滑雪）两种姿势。我惊喜地发现，坐骨的位置随姿势的改变而变换：坐骨会随双膝靠拢、分开而移动，侧卧时移动则更加明显！

随后，我专门进行了坐骨棘这一区域的 X 射线检查。一般来说，当坐骨移动时，坐骨棘也会沿着同一方向移动，而髂前上棘（将手放在髋部上感受到的髂嵴）则会沿着相反方向移动。

我问自己：有没有一种最理想的姿势，可以让骨盆入口前后径（骨盆入口最窄处的直径）变得尽量大一点儿？

为了找到让骨盆入口前后径达到最大的姿势，我对比了上述提到的青蛙式和犁式滑雪，用 X 射线检查研究了四肢着地、下蹲、坐姿、侧卧等姿势。

不幸的是，X 射线检查并不能完成这种比较。我必须找到一个用于测量的基准姿势，而且为求严谨，这一姿势不能改变。

我选择以双腿分开、膝盖弯曲的坐姿作为测量的基准姿势。

首先，我在这种姿势下拍下第一张照片。随后，我将膝盖靠拢，但并未改变骨盆的位置。相比于膝盖分开的姿势，在这一姿势下骨盆入口前后径增加了 1 厘米。而产妇在分娩时的骨盆还会更为松弛，因此可以判断：假如产妇采用膝盖靠拢姿势，骨盆入口前后径会变得更大。

让胎儿更容易通过

骨盆入口前后径一般为 10 厘米左右，这是保证胎儿头部两侧太阳穴需要通过的最小直径。前后径增加 1 厘米意味着骨

▌　盆入口的周长增加了大约 3.14 厘米，这是相当可观的！

我曾向产科医生展示过这些数据，他们却不以为意，说当今检查一般用扫描仪而非 X 射线，因为扫描仪辐射更小、更可靠。

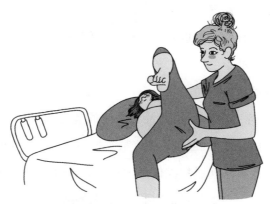

双膝分开，坐骨就会靠近

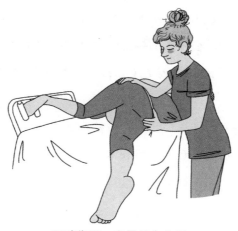

双膝靠近，坐骨就会分开

　　阅读相关研究资料后，我发现，用扫描仪量出的女性骨盆前后径似乎变小了。因为受检者无法坐在扫描仪里面：她们一般会平躺，双腿微微分开，脚掌朝外。在这种情况下，骨盆会后倾，同时股骨会向外旋转，这两个动作会关闭骨盆下部，并使坐骨和坐骨棘靠拢。动物不可能用这种姿势分娩，因为这个姿势相当于站着生宝宝。我们之前提到过，站姿会使括约肌闭合，增加阴道和肛直角的弯曲度。

　　因此，我又在不同的姿势下，用扫描仪拍了一些照片：首先是仰卧位姿势，然后是侧卧位（上面的腿抬起来，膝盖靠近腹部）。我原本还想在四肢着地的姿势下拍摄，但用扫描仪无法做到这一点。我也无法通过扫描仪来分析仰卧位分娩姿势下膝盖分开或靠拢对骨盆入口前后径的影响，只好拍摄了一张趴下时双腿分开（这与仰卧位分娩姿势相同，只不过倒了过来）的照片。

　　最后的结论表明，骨盆入口前后径最小的姿势是……仰卧位姿势！而骨盆前后径最大的姿势是侧卧时抬起上面的腿。但事实上，产妇可以采取其他姿势（如四肢着地）使骨盆入口前后径变大。

　　根据这些实验结果，我指导斯特拉斯堡助产士学校的一位学生进行了一项研究。我们先后利用了扫描仪与核磁共振仪，对股骨旋转的作用进行了研究——这是妇产科学在生物力学领域的首次探索。

　　这位学生首先对她的助产士同学（不在妊娠期）在基准姿

势——平躺，双腿分开，双脚朝外（股骨外旋）和对比姿势——双脚朝内（股骨内旋）下的骨盆入口前后径进行了测量。股骨内旋时的骨盆入口前后径明显大于股骨外旋时的骨盆入口前后径，即使是身体非常僵硬的人也是如此。

随后她得到孕妇和产妇的准许，研究这些体位对孕妇或刚刚完成分娩的产妇的影响。这些孕妇和产妇都会接受骨盆测量检查。在她们之中，不同姿势下的测量数据差距更明显，这与荷尔蒙有关。（这也证实了一个众所周知的事实：孕妇的骶髂关节和耻骨联合会疼痛，是因为它们在荷尔蒙的作用下发生了移动！）

在不同姿势下，三组实验数据（助产士、孕妇和刚完成分娩的产妇）的骨盆入口前后径之差的平均值为 4.6 毫米，即将近 0.5 厘米。而孕妇和刚完成分娩的产妇的骨盆入口前后径之差可达 2 厘米（即周长增加了大约 6.28 厘米），这个差距相当可观。

显然，如果当时有足够多的测量仪器，那么这项实验还能获得更多具有说服力的数据！无论如何，有一点对调整分娩的姿势非常重要：产妇的体位必须根据分娩的阶段（尤其是胎儿在骨盆中的位置）进行相应调整。产妇始终要注意"打开正确的门"，即在胎儿前方的开口。如若不然，常会导致应打开的开口关闭。

如果医生在分娩过程中合理地调整产妇的姿势，分娩就能更顺利，分娩过程对产妇和胎儿（尤其是体积较大的胎儿）而言也会更加轻松。

常见的仰卧位分娩姿势和一味用力推的方式曲解和违背了生物力学原理，也体现出了一种关于分娩的误区：由于胎儿要从下体娩出，所以医疗实践（错误的用力方式、药物或产钳、吸引器等机械手段）总是执着于寻求各种方法使胎儿从上向下移动。

事实上，在大多数情况下，正常的分娩反射更加有效，无须采取外部干预手段，分娩过程就会非常顺利。

仰卧位分娩姿势下产妇和胎儿的风险分析

从产妇角度来看

分娩时，胎儿在体内复杂的移动轨迹会导致很多问题。

其一，在仰卧位分娩姿势下，产妇必须长时间用力。但是腹腔脏器的阻力很大，这种用力方式很难触发分娩反射。在此过程中，胎儿对产妇身体内部的各种推挤，会威胁到产妇的韧带和整个盆底吊带系统。

其二，事实上，胎儿移动的轨迹是倾斜的，胎儿头部会因为错误的生产姿势而被迫旋转，继而压迫产妇的骶髂关节，使其被卡住。这会导致产妇的一侧髂骨向后移动，而另一侧不会。分娩的不对称性会扭曲骨盆。分娩后，贴在阴道侧壁上的盆底深层肌（髂尾肌）会变得极不对称，常常一边变成绳状，而另一边空荡荡的。因此，整个盆底的收缩也变得不对称，盆底肌的不平衡加重。这种不对称可能导致产妇在未来进行性行为时产生剧烈疼痛（详细过程参见第 99 页"阴茎插入时出现的阴道疼痛"），或导致产妇出现无法控制、难以康复或治疗的小便失禁。

✿ 救救你的盆底！ ✿

产妇在分娩后，应在修复骨盆位置后再起身。传统医学中一般有修复骨盆的系统性治疗，相关操作非常简单，在分娩台上就能完成，耗时很少，但能带来的好处很多。我培训过的助产士都已掌握了相关操作。但当代产科医护人员中很少有人这么做，人们总会说"没时间"。在我看来，这主要源于当代医学对产后问题的忽视——医生通常只重视大出血问题，认为骨盆问题依靠康复训练即可解决……

其三，尾骨可能脱臼，特别是在骶骨不能活动的情况下。之前也提到过，尾骨脱臼可能导致大便失禁（参见第 54 页）。

其四，盆底在这种分娩姿势下会经受极大的考验：坐骨互相靠拢，会阴后部关闭，胎儿因此被迫向前移动。这样一来，肛门和外阴之间的盆底肌（主要是会阴中心腱）会被拉伸。然而这一区域的盆底肌并不具有很强的延展性，因为其肌纤维是横向的，位于坐骨之间，很少会被拉长。

因为错误的分娩姿势和发力方式违背了生理结构，造成了很大的分娩阻力，所以盆底会被"撑大"，盆底表面的皮肤可能发生撕裂，尤其因为肛门和外阴之间的距离很短，这种撕裂的可能性就更大了。而如果肛门和外阴之间的距离很长，就轮到胎儿受苦了：胎儿会一直沿着这堵"墙"移动，偏移方向，找不到出口……

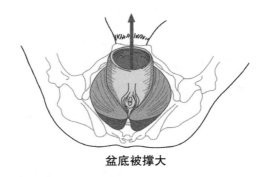

盆底被撑大

会阴切开术是人工防止盆底撕裂的手段。完全摒弃会阴切开术只会使胎儿遭受更大的痛苦，使产妇的盆底吊带系统承受更大的压力。

胎儿娩出时，通过拉伸盆底来对盆底肌进行按摩显然是非常荒谬的。不会有人随意拉扯自己的盆底，所有人都会把手放在会阴前部（阴蒂的位置）来施加一种反向的压力。这种做法非常合理，可以减少会阴的拉伸程度。

其五，肛门括约肌过于暴露。虽然这很少带来可见的撕裂伤，但会阴处的 B 超检查结果显示，43% 的女性的肛门括约肌有损伤，并且损伤多位于前部，即肛门与阴道之间的括约肌。在这些女性中，只有少数几位在产后出现明显病症，即气体失禁（常会被忽视）。但在绝经后，括约肌的老化会使病情变得更加严重。

耻骨直肠肌只能辅助后部和两侧的括约肌，而无法辅助前部的括约肌。因为没有任何肌肉可以在肛门－阴道方向上发挥作用，所以盆底康复训练无法解决这一问题。

从胎儿的角度来看

在仰卧位分娩姿势下，胎儿的后脑勺被迫固定在了耻骨联合的下方。胎儿在移动的过程中头部会向后倾斜，导致颈部偏转（因为产妇坐得比较直，这种情况更可能发生）。这种姿势对胎儿非常危险，容易导致其大脑的供氧不足，尤其是延髓（控制呼吸、平衡和视觉功能的中枢）的供氧不足[1]。

> **注意胎儿的过度伸展**
>
> 医生常常告诉父母，不要让孩子的头后仰。但是有些新生儿有保持过度伸展姿势的倾向，颈部甚至整个躯干都有后仰的趋势。这种情况常常是分娩不当（或者胎儿在子宫内的姿势）导致的张力障碍的表现。这时，父母要先带孩子去看儿科医生，必要时还需要咨询理疗师或专业的骨科医生。

---

[1] 见罗斯利娜·拉罗兹－波尔（*Roselyne Lalauze-Pol*）的《新生儿的头骨》（*Le crâne du nouveau-né*），由索兰普斯医学出版社于 2009 年出版。——作者注

为减小这种风险，医生会让产妇坐直，让她用力将胎儿往下推，或借助外力推产妇的腹部。但是这两种推力并不能有效传导给胎儿，因为胎儿的头部和躯干并不在同一方向上，胎儿想向上移动，而医生让产妇由上向下用力推。如果这时医生让产妇按身体的本能去做，她会后仰，尝试让身体悬空，或者用手臂抬起骨盆，以减轻盆底的压力，而不会发力推。

一种严重的并发症：肩难产

产妇处于仰卧位分娩姿势时，胎儿需要保持身体不动，头部转动并后仰，颈部随之倾斜（头部娩出后就会恢复原位，与身体在同一方向）。这一动作和莫罗反射的动作一样：头部后仰，双臂伸直抬起。而这可能导致胎儿的肩部无法娩出。这种情况下，无论是产妇主动用腹横肌发力，还是助产士握拳按压产妇耻骨以外力助产，胎儿肩部都受制于手臂的位置而无法变窄，从而造成"肩难产"。

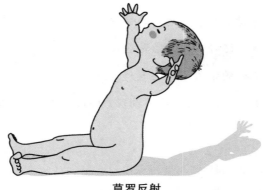

莫罗反射

综上所述，仰卧位分娩姿势和错误的用力方式会给产妇带来很多潜在的危险：

——器官脱垂，从而导致失禁；

——会阴撕裂伤，或肛门括约肌损伤，或者需要借助会阴切开术以避免损伤；

——肛门括约肌病变，43% 的初次正常分娩的产妇出现了这种病变（对于多次分娩的女性，该比例会略微增加），但未被及时发现，后续也无法通过盆底康复训练恢复正常；

——会阴中心腱损伤，从而威胁骨盆静态健康；

——阴吹；

——非常疼的尾骨脱臼，危及肛门括约肌功能，影响憋便能力，导致盆底活动度下降；

——产妇盆底髂尾肌不对称，同时伴有闭孔肌的不对称，导致产妇下背部疼痛，未来进行性行为时会阴也会出现疼痛；严重时会导致产妇出现反射性尿失禁，并且无法通过康复训练和药物治疗治愈。

对胎儿来说，仰卧位分娩姿势也会导致以下危险：

——如果存在错误的推力，或没有正确处理阻力，胎儿会非常痛苦；

——如果分娩遇到困难，医生会使用器械辅助分娩（产钳、吸引器、手术刀），导致胎儿受苦；

——婴儿可能在神经系统方面出现后遗症（颈部过度伸展），

并出现吃奶困难。

现行做法背后的错误

医疗专业技术人员的培训过于理论化

与盆底知识相关的现行培训过于理论化，只局限于从解剖学角度描述盆底的平面解剖图，而缺乏对盆底各部位的功能分析。

我们在分娩、腹肌训练和盆底康复方面的课程之所以得到专业人士的赞誉，就是因为我们注重实践：我们让学员摆出不同姿势，配合呼吸进行练习，再根据他们的感受进行针对性辅导。这些课程结合了个体感知、解剖学和功能学（排尿、排便、分娩、性行为……），而助产士在医学院的常规课程并非如此。理疗师所受的培训则更为局限。

平面解剖图太过死板，据此对盆底进行分析常常过于割裂（忽略膈肌、腹肌、股骨），对了解盆底究竟如何工作、为何它会出现问题、怎样才能解决问题毫无帮助。尽管如此，平面解剖图还是经常被用于指导解剖或外科手术。

多亏了当代医学成像技术（核磁共振），我们才能在被检查者不必接受麻醉的情况下，看到真实的肌肉运动过程，这让我们意识到以前的解剖图有很多错误。

谬误频出的盆底解剖图

第一个错误是认为盆底肌呈"漏斗形"——就像一艘小木船的船底一样。这种形状下的盆底肌完全不像一组有活力且有张力的肌肉。盆底肌正确的形状应像两个小圆顶，顶朝上而非朝下，就像膈肌一样。

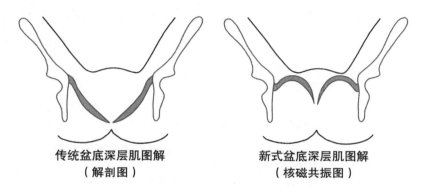

传统盆底深层肌图解　　　　　　新式盆底深层肌图解
（解剖图）　　　　　　　　（核磁共振图）

盆底深层肌肉的作用是缓冲压力，以便将力量向上输送至腹部。但是患者可能向下发力过猛，或者发力时间过长，导致这些深层肌肉因过度疲劳而变得松弛，最后真的变成了漏斗状，所有脏器都落于其上方。这些深层肌肉一旦松弛，就无法恢复其原来的张力以及圆顶形的形状，也无法再继续支撑腹腔脏器了。这样一来，耻骨直肠肌被迫发力补偿，并同样过度疲劳。

第二个错误是认为盆底肌呈"8"字形。这是不可能的！事实上，会阴周围环绕着耻骨直肠肌，而会阴前、后部被一条"对角线"分开 ①。

如果不使用解剖图（参见第 41 页图示），盆底肌（尤其是髂尾肌）的运动形态就很难被形象地展示出来。了解耻骨直肠肌（辅助括约肌保持骨盆下口的闭合）和阴道两侧的肌肉（可以缩短阴道侧壁，轻微打开阴道口）之间的拮抗作用是非常重要的。

第三个错误是很少有人关注盆底横纹肌。人们常常以为这块肌肉只是纤维组织，不会运动，对维持盆底的静态结构无关紧要。事实上，盆底横纹肌非常重要，甚至比耻骨直肠肌还重要。

关于盆底运动的各种混淆性错误

上文提到过，有人会混淆挺胸和背部反弓状态下的伸展运动。对于盆底，有人会混淆骨盆的后倾和骶骨的"反点头"运动或骨盆前倾和骶骨的"点头"运动。

本书不在此进行过于学术性的介绍，但混淆这些运动可能导致严重后果，因此我们必须加以阐明。此外，你需要多实践，多感受。

一个常见的混淆：放松和拉伸

将放松和拉伸混为一谈尤为常见，这种错误认知导致了分娩

---

① 见欧洲盆底学组织（Groupement européen de périnéologie，GEP）的《盆底，需要维持的平衡》（*Le périnée, un équilibre à préserver*），由比利时奥德赛出版社于 1998 年出版。该组织还发行过 DVD 影片《骨盆的 3D 图像》（*Pelvis 3D*）。——作者注

时产妇错误的发力方式以及分娩和盆底康复训练中的很多有害动作。

试想，一个装满重物的袋子，其底部会处于"放松"状态吗？你一定会回答：袋子底部一定非常紧绷！袋子底部会被拉伸，可能因此变形，可能因无法承受重压而胀破，但无论如何都不会是"放松"的。

如果袋子里装着易碎品，我们会本能地从下方托起袋子，让袋子底部稍稍"放松"。如果将袋子清空，其底部的张力就会达到最小。如果真的想让袋子底部"放松"，我们会将袋子倒过来：袋子底部会向里凹进去。

同理，当盆底肌被胎儿的头部拉伸，向外凸出，进行危险的伸展（专业术语是"扩张"）时，盆底肌并非处于放松状态。此时，盆底肌或通过收缩抵抗胎儿头部施加的压力，或被拉伸到一定程度后发生撕裂，或干脆"咔嚓"断裂了——虽然无法从皮肤外表观察到，但是断裂的盆底肌的确无法正常收缩了。

❧ 救救你的盆底！❧

在分娩过程中，通过按摩进一步拉伸盆底并不能放松盆底肌，用手指撑开阴道口更是荒谬！没有女性愿意在胎儿到达盆底时，在阴道内靠手指撑大骨盆入口。如果产妇没有接受硬膜外麻醉，这一过程会痛苦难忍。

如果让产妇按照本能行事，她们不会拉伸盆底，反而会用手掌顶着盆底，对其施加反向的力！她们还会自发地抬起臀部，以便减轻盆底压力，就像将袋子倒过来一样。虽然医生总会让她们放下臀部，以便在仰卧位分娩姿势下固定盆底，但是，抬高臀部、彻底放松耻骨直肠肌，可以使胎儿出口通道更通畅。

通常来说，由于产房内缺少悬挂设备，手术台也并不适应产妇生理结构，所以分娩这一正常的生理过程会受到阻碍。一种安全、可以适应多种分娩姿势的新型分娩台已经问世数年。它包含内置悬挂设备，可以调整大小尺寸，为顺利分娩提供保障。

本末倒置的思考方式

关于放松盆底肌，我们思考的方向完全反了——打开"水闸"，完全没有必要打破"大坝"！盆底肌就像一个向内打开的水闸，如果要放松它，我们完全不必一味地施加推力。当呕吐、打喷嚏、身体悬空或者倒立时，盆底肌会自然放松。然而仰卧位分娩姿势与自然放松的体态完全相反，产妇只能施加与重力同向、一直向下的推力！

盆底肌在收缩或舒张的状态下都可以回升。不过如果没有亲身体验过我们就很难理解这个过程。

我们之前已经了解到，负责"提起肛门"的耻骨直肠肌会让肛门向内收缩，将尾骨拉向耻骨……这也是为何有人会简单地认为盆底回升等同于盆底肌收缩。当人处于倒立、悬空状态或呕吐时，腹腔内所有的脏器（包括膈肌）都会回升，盆底也是如此。但此时盆底肌并不会收缩，而会像倒置的袋子底部一样放松……

所以，关键就在于盆底肌是否扮演着如"汽车起动机"一般的角色：如果我们想让盆底主动回升，它就需要收缩，且无法收缩很久；如果盆底被动回升，那么盆底肌就会放松，并且只要其他器官也处于回升状态，它就可以一直保持回升。我将这两种情况称为"千斤顶和起重机"：如果我们用千斤顶抬起汽车的一部分，千斤顶需要做功；然而，如果用起重机将汽车吊起来，那么千斤顶也会随之升起，但是千斤顶并没有做功！

分娩之外的以下情形也很能说明问题。做肛门检查时，医生会让患者侧卧或做出猫式伸展的姿势。在给小孩子上栓剂时，家长通常会用一只手将孩子的大腿向腹部方向抬起，此时孩子的骨盆随之微微抬高、两腿并拢。在这种姿势下，家长可以很容易地给孩子上栓剂，之后再将孩子双膝分开，避免栓剂滑出来。没有父母会在上栓剂时要求孩子抬起头、双腿分开！如果是年龄较大的孩子，侧卧的姿势会更方便一些。

进行盆底手术和脱垂手术的手术台之所以是倾斜的，是为了抬高骨盆，让腹腔脏器（尤其是肠道）回升，保证在做手术时腹腔内容物不会掉入阴道。

这也解释了为何在分娩时，产妇都会不自主地抬高臀部而非头部。她们或者四肢着地，将头用力下垂以提臀，或者在平躺仰卧时调转身体的朝向，将头部悬在床沿。

但是，我们总是执着于这种想法："为了让胎儿从下面生出来，必须从上往下推！"然而，尝试向外推开一个向内打开的门没有任何意义！

总之，无论产妇朝哪个方向发力，只要盆底入口的打开方向正确，胎儿下落就不会受到任何阻力。

亲自试一试吧！

想要感受到放松的盆底肌？首先，找到一面墙，平躺在地上，双脚抬起靠在墙上，臀部靠近墙壁。抬起骨盆，随后稍稍放下，但仍保持骨盆悬空、双脚抵于墙壁。这时你就像在吊床上一样，腹部和臀部会自然而然地放松下来。对女性来说，盆底部位有一种"吸气"感，可能有空气进入阴道。对男性来说，括约肌周围会放松，但这一感觉可能不太明显，因为括约肌仍处于闭合状态，仍有轻微的张力。

当胎儿到达盆底时，正确的做法是让产妇尽可能地放松盆底肌，让胎儿可以滑过"闸门"（盆底肌）。因此，产妇最好处于悬空状态，或四肢着地、低头（猫式伸展姿势），也可以平躺，但要保证小腿悬空，让骨盆高于膈肌，或至少让骨盆处于拉伸状态。然而，仰卧位分娩姿势与上述所有姿势都完全相反，产妇被迫抬着头，向下用力，而膈肌还被卡在下面无法回升！此外，产房内悬挂小腿的腿托一般很短，不足以让骨盆悬空。

"让盆底做好准备"是个好想法，但在实践时错漏频出！

近期，医学界似乎得到了一个启示：最好在分娩前就让盆底准备好！统计数据让大家惊讶地发现：产妇可以在妊娠期间锻炼自己的盆底肌！事实上，早在 1984 年，我就已经在前文提过的与盆底有关的影片中得出了上述结论。不过，这部影片并非由专业医学机构发布，并且缺少相关数据，只是运用了力学常识。

如今，有关盆底的讨论越发热烈，越来越多的锻炼盆底肌的方法相继出现，其中有不少方法相互矛盾。有些人认为需要通过训练增强盆底肌，有些人则认为需要放松它们。

千篇一律的标准化盆底肌训练

在分娩前进行全面的检查（包括产妇的体态、呼吸方式、肌肉的僵硬或松弛程度、是否便秘以及其他风险因素），了解产妇盆底的情况，让产妇在产前了解自己的盆底及其功能，这是非常好的想法。

然而，当今的医院并不会进行这种个性化检查，医生一般只会让产妇（包括那些盆底肌已经高度紧张的产妇）进行统一的盆底肌训练，其中关于练习、休息的时间和次数都是规定好的。这种训练枯燥且不切实际，孤立地训练某块肌肉更是毫无意义。此外，这种肌肉训练的姿势——半躺、双腿分开——也非常糟糕，会大大减小膈肌和盆底肌的活动幅度，而且没有人在意产妇是否有出口梗阻型便秘（这种情况下不应强化耻骨直肠肌）。这类训练并不能帮助产妇了解盆底功能，也不能教产妇掌握合理的分娩姿势，更无法放松盆底肌。

认为放松盆底肌很重要的医生，会推荐产妇在产前几周进行按摩。按摩（尤其是自我按摩）确实可以帮助产妇更好地了解自己的身体，并促进血液循环。不过，对那些盆底肌比较僵硬、需要使之放松的产妇来说，错误的按摩手法可能刺激到处于拉伸状态的盆底肌，使其开始收缩。因此，按摩必须请专业人士用合适的力度进行。显然，准爸爸远远不够格。如果产妇的盆底肌本就非常柔软，就没有必要再去放松它了……

标准化的按摩手法会让肌肉得到拉伸而非放松，这是不可取的：盆底肌在被拉伸时无法放松，只有在没有压力、向内回升时才会放松。

"不做会阴切开术"的想法很诱人，但还不够完善

"最好不做会阴切开术"这个想法很诱人，但不够完善。即使达成了这一愿望，也并不能说明盆底功能良好，而拥有功能良好的盆底才是终极目标。经产妇在分娩时一般无须做会阴切开术，因为她的盆底肌通常非常放松（有时甚至是松弛……），但这并不能说明她的盆底功能良好。

为避免做会阴切开术，还有人设计了一种仪器，通过在阴道中放入气囊来拉伸阴道、撑开盆底。研究表明，"不做会阴切开

术"的目标目前还未能实现。而如今分娩中放松和用力的模式一如既往地违反人体的生理结构。

不注重预防盆底问题，没有评估盆底功能的标准

很少有人预防盆底问题。相关的预防手段即使有，也往往做得不够好，其目标也常常是错误的。因此，医学院的学生们关于评估不同分娩策略的论文都只是简单对比了盆底完整率、会阴切开术施行率、撕裂伤发生率等数据，而没有研究分娩前后盆底功能是否受到了影响。因为分娩前不会有专门的盆底功能体检，不存在评估基线，所以难以评估盆底疾病的预防效果！

不了解盆底前后部的拮抗关系

在进行分娩准备练习或是分娩时，人们常简单地认为分开双腿就能打开骨盆："岔开双腿，女士，别并拢膝盖，要分开……"为了更好地看到产妇盆底的情况，便于使用产钳或者采取其他"操作"，助产士会让产妇向前分开双腿。但是此举忽略了一点：如果骨盆出口打开了，入口就关上了（反之亦然）！

我们从很小的时候就知道，如果想暂时憋住尿意，就要开始扭动身体，膝盖朝内，手放在耻骨联合的位置。如果得了肠胃炎，即使不懂解剖学，我们也会自发地收紧臀部，跑向厕所。这时我们的膝盖和双脚会朝向外侧，帮助肛门括约肌收缩，并能减小直肠肌肉的收缩程度，帮我们多坚持几分钟。

然而，骨盆的情况与肛门的略有不同，骨盆可以通过旋转打

开下口，即骨盆可以朝后（像动物翘起尾巴的动作一样）和朝两侧（多亏了骶髂关节）打开。但是，骨盆不能朝前打开，否则会威胁到耻骨联合。

对骨盆活动方式的无知导致了荒谬的分娩姿势，这也是为何我们常常不得不采取人工手段，或使用辅助器具才能完成分娩。事实上，即使有器械辅助，产妇在微微后仰（抬起骨盆）、脚比膝盖分得更开的姿势（参见第 183 页"改良版的分娩姿势：'德加斯凯'分娩姿势"）下，分娩效率也更高。

与现有产科模式背道而驰的新观点

我在与研究新生儿颅骨的骨科医生拉罗兹－波尔女士会面之后，萌生了建立"产妇－胎儿"生物力学模型的想法，这一模型会从产妇和胎儿两个角度入手分析分娩过程。

随后，我们成功地设计并应用了一些当代产科未采用过的分娩姿势：侧卧式、四肢着地式或悬挂式。我们研究了如何在兼顾医疗要求和有限资源，并且保证安全的情况下，在产科病房中将这些分娩姿势付诸实践。

有很多人使用（或者说窃取）了我们的成果，但他们并未理解我们这套方法的原理，也不信任我们的建议，因此在实际操作中漏洞百出，使产妇和胎儿陷入危险。这并不符合产科专业人员的职业操守。

敬告

　　下面的建议只能告诉你合理的分娩姿势应该是怎样的，只是一般性的介绍，绝不是实际的分娩流程记录。

"德加斯凯"侧卧式分娩

　　我和拉罗兹－波尔女士运用了"产妇－胎儿"生物力学模型，开创了侧卧式分娩姿势。

　　显然，产妇要根据胎儿的位置选择左侧躺或者右侧躺。大多数情况下，产妇会选择和腹中胎儿背部朝向一致的方向。这样一来，子宫和胎儿就会靠在腹腔壁上，不会陷入空腔。

　　抬起产妇靠上的那条腿，使股骨和脊柱的角度超过 90°，这不仅能避免弓背，还能让骶骨和腰椎对齐。

　　在产程的初期阶段，产妇要保持身体姿势对称（有时候需要做不对称的运动，比如抬起上侧腿的膝盖再放下），直至胎儿到达坐骨棘。

　　突然，产妇会自发地改变姿势，放低膝盖，抬高脚，让股骨上端内旋。有时，她甚至会用手扣住坐骨，分开臀部。她会自发地进行拉伸，或一只手向上撑着准爸爸，一只脚用力向下伸，或拉住准爸爸的脖子，用力推弯曲的那条腿，尝试"分开臀部"，以便将坐骨拉开。

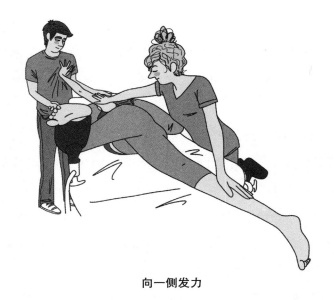

向一侧发力

拉伸会让膈肌回升，腹部收紧。子宫会因此靠在脊柱上，坐骨棘和盆底也会打开。这种侧卧姿势和悬挂姿势的效果是一样的，只不过在侧卧姿势下，产妇的身体是水平的，并且动作是不对称的——这非常正常，因为胎儿的移动轨迹是倾斜的。

对胎儿的影响

胎儿在子宫中是屈身的，双手交叉于胸前，整体呈鸡蛋形。产妇的骨盆和胎儿的头部相垂直，因为这种姿势下产妇没有背部反弓或驼背——母亲的背是挺直的。产妇的一边髋骨是弯曲的，这时的骨盆是不对称的，会让骨盆入口倾斜，方便胎儿按照原先倾斜的轨迹进入骨盆。

胎儿一旦通过骨盆入口，就会继续向骶骨方向移动。在胎儿的移动过程中，子宫会直接对骶骨施加推力，骶骨就可以借着这股推力做"点头"运动。除骶骨做"点头"运动之外，之前已经提到，产妇还会让股骨内旋。股骨内旋是突然发生的运动，会把坐骨棘和坐骨分得更开。上侧的髂尾肌会因股骨内旋而放松，能够进行最大幅度的活动，不会对胎儿头部施加阻力。这样一来，胎儿就不会被迫旋转了。骨盆的一边会向胎儿敞开，另一边则会保持固定。因此，胎儿就可以顺利向斜后方移动，不需要转身，也不需要把手臂往后放，更不会移动到耻骨联合后面，导致移动轨迹偏离正常产轴。胎儿就这样朝斜后方，顺着倾斜的产轴移动。这个过程就像搬家具进门一样，正着搬不进去的话，就稍微倾斜一下。

这种姿势下，产妇再向下发力就会有效得多，推力会直接作用于胎儿。胎儿全身会缩成一团，肩部内收而不会被卡住，在移动过程中也不会乱撞，而是在正确的位置等待被娩出。

我和我的助产士培训团队一起拍摄过很多这一分娩姿势的教学影片，很多研究也都表明，只要严格按照我们的方法做，胎儿就不会偏离正常的产轴，也无须转动头部。

对产妇的影响

在这种侧卧式分娩姿势下，产妇的坐骨棘会分开，盆底会向后打开，就像排便时一样。在这种姿势下，盆底不再被迫向前拉伸，而是被横向拉伸（肛门和尾骨之间），与盆底打开的方向相同。这种拉伸方向不会损伤会阴中心腱，因为这个部位本来就是可以横向拉伸的。肛门括约肌在后方会受到肛门尾骨韧带和耻骨直肠肌（康复训练可以练到）的保护，靠近阴道的肛门括约肌前部（大多数损伤都是在这个区域发生的）受到的压力也会少很多。

弯曲腿一侧的髂尾肌会因股骨内旋而放松，因此这块肌肉不会阻碍坐骨棘分开，也不会被迫发力收缩，这会让胎儿更容易通过骨盆。胎儿通过得越快，骨盆就会越快回到平衡状态，骨盆和盆底就越不易出现不对称现象。因此，这种姿势可以更好地保护盆底，呼气时产生的推力也不会将腹腔脏器向下挤。

此外，这种姿势会让产妇感到舒适、自然，不会感到尴尬或疲劳，医生或助产士也无须使用特殊器具。这一姿势还非常安全，医生可以在分娩过程中实时观察产妇的状态，一旦发生紧急情况，产妇就可以立马切换为平躺姿势（胎儿常常在翻身的过程中被卡住的问题自然而然就解决了……）。

但是，我们不能说这种姿势就是最好的，或者说适用于一切情况。最好的姿势，首先应该是让产妇舒服的姿势。

四肢着地式分娩，或者其他等效分娩姿势

这种分娩姿势并非真正的四肢着地——产妇上半身自然前倾，腹部悬空或贴地即可。

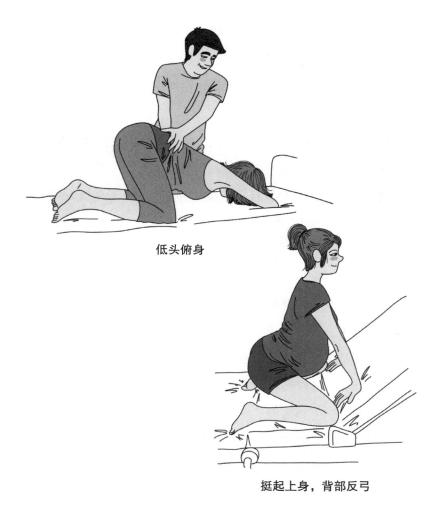

低头俯身

挺起上身，背部反弓

　　我发现，产妇在快要分娩的时候常常走来走去。宫缩时，她们会身体前倾，靠在墙上或家具上。在分娩台上，我们也可以借助瑜伽球等道具或通过抬高座椅的方式来重现这一姿势。

在此姿势下，产妇会摇晃着移动。最常见的是产妇直接坐在脚后跟上，臀部在膝盖后方。这种姿势能拉伸脊柱，产妇不会驼背或背部反弓……产妇的骶骨可以自由活动，胎儿的背部会向前旋转。

在某一刻，产妇会突然把头低下去，臀部抬高，就像在做猫式伸展动作一样。或者产妇会挺起上身，跪坐着，骨盆放低且悬空，臀部会往后伸，背部反弓。在这种姿势下，股骨无法移动，但骨盆会前倾，有着与股骨内旋相同的作用。

亲自试一试吧！

为更好地理解股骨运动与骨盆的关系，请按照以下步骤进行练习：坐在椅子上，或者席地盘腿而坐。将手放在坐骨上，通过弯曲腹股沟来使身体前倾（肩部保持不动），感受坐骨的位置，随后收紧盆底肌。

之后，身体后仰，可靠在椅背上。手放在坐骨上，股骨保持不动；如果你盘腿坐，就保持股骨外旋。在前倾身体和骨盆时（骨盆前倾意味着股骨内旋），坐骨会分开，就像膝盖并拢时一样。

直到胎儿到达坐骨棘前，产妇都会坐在脚后跟上，双腿分开（因此股骨会外旋），保持骨盆后倾。胎儿到达坐骨棘后，产妇身体前倾，分开坐骨，骶骨会因胎儿头部的推动而做"点头"运动。

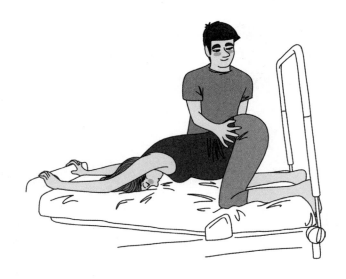

　　这种姿势（尤其是猫式伸展姿势）特别适用于处理胎儿背部
紧靠母亲背部的情况（枕后位），这种胎位对胎儿和产妇都非常危
险。事实上，在仰卧位分娩姿势下，枕后位的胎儿会面朝着母亲
移动，而非面朝地面移动。此时产妇外阴口的直径更大，产妇的
推力更难起作用。胎儿会因产妇的骶骨无法活动、阻力太大，而
不得不转动头部（医生也可能人为地转动胎头），但旋转的角度常
常过大（与胎儿背部呈 135° 而不是 45°）。随之而来的困难也可想
而知……

　　相反地，如果产妇四肢着地，胎儿就能很舒服地蜷缩身子，
向斜后方移动。在这种俯身的姿势下，产妇的盆底肌也会非常
放松。

就像哺乳动物一样

要知道，所有四足哺乳动物胎儿的背部都会紧靠母体。胎儿出生时一般四肢向下，这可以使它们出生后尽快站起来。如果胎儿仰面着地就麻烦了。

除此之外，母兽在妊娠期间从不会仰卧，在分娩时更不会！事实上，分娩姿势要根据胎位进行调整。

悬挂式分娩

悬挂式分娩姿势属于一种传统分娩姿势。事实上，多亏了这种姿势，胎儿才可以借助重力，在"脐－尾骨"轴方向上移动；此外，重力也让骶骨得以做"点头"运动。器官不会因重力而下降，而会随膈肌回升而上升。产妇的子宫会紧靠脊柱，腹肌可以自发地像"挤牙膏"一样发力；盆底肌会放松、回升，并像水闸一样打开，让胎儿"掉下去"……产妇无须主动发力，只需要呼气即可（产妇会自然地呼出气体）。因为在这个姿势下，膈肌不可能被卡在下面，产妇也不可能将卡住的膈肌向下推。有时候呼气会在喉咙处受阻，此时，下腹部肌肉的收缩会更有力，并且肌肉收缩的位置正好位于胎儿后脑勺及肩部。此处肌肉的收缩能帮助胎儿正常地弯曲身体成蛋形，非常符合"空气动力学"的要求。胎儿不需要回升，而会向后推动盆底肌，同时让尾骨回缩，即拉伸尾骨和肛门之间的部位。此处非常坚固，永远不会断裂。

因此，从生物力学角度来看，这种悬挂式分娩非常好，但必须保证产房设施完善、悬挂的位置正确！在悬挂式姿势下，产妇应保持下蹲，脚后跟着地，双脚平行，身体前倾，支撑身体的设施从双臂下方穿过。

常见错误：只考虑了重力

在大多数蹲式分娩的图片中，产妇的双脚朝外，并未悬挂或向后悬挂。但这样的姿势并不利于产妇分娩！举个例子：在滑雪时，如果双脚朝外或朝内，我们很快就会摔倒，并且在身体重心靠后时，我们也容易后仰摔倒；而在身体姿势（像鸡蛋一样）正确时，我们会滑得很快。

之前已经提到，蹲便时双脚需平行下蹲，以促进排尿和排便，分娩也是一样。这种姿势是左右对称的，并且有利于朝尾骨方向发力，让骶骨做"点头"运动。相反地，如果双脚脚尖朝外，脚跟闭合，坐骨就会靠拢，从而阻碍骶骨向前旋转做"点头"运动，推力会被传向前方，不利于排便或分娩。因此，在分娩或排便时我们都要采取符合生物力学原理的姿势。

不幸的是，常用的蹲式分娩姿势并不符合生物力学原理。而使用"分娩椅"只会使情况更糟糕：骶骨和尾骨会被卡住，胎儿只能被迫向前移动，导致产妇的盆底肌异常紧张，会阴处水肿。如果产妇在这种姿势下出现紧急情况，助产士也不便处理。产妇在分娩椅上的姿势完全不自然：我们在日常生活中根本不会摆出这种姿势。下蹲姿势则很常见，而且只需要一根树枝或几块堆起来的石头就能让身体悬空。而在产床上，产妇只能躺着分娩；如果采用蹲式分娩所用的悬挂系统，产妇就不能躺下来了：如果产妇在中途累了，她只能就地坐下来或者另寻他处躺下！

那些为分娩设计的复杂悬挂系统非常不稳定：陪产人员必须一直支撑着产妇的背部，否则产妇就会晃动。事实上，这时的产妇只不过是双臂吊在带子上而已，并未真正悬空，而是处于坐姿。

安全、智能的悬挂装置应该和普通产床搭配使用。最简单也最有效的方法是在天花板上安装一些钩子，将一条安全悬挂带吊在产妇的腋下，使产妇可以以下蹲的姿势吊在产床上。

这样一来，产妇的双腿就无须发力，医生可以随时检查胎儿，或在必要时对产妇进行硬膜外麻醉。在必要情况下，或在产妇感到疲劳时，她也可以很快躺下来——做到这一点真的很简单，只需要几个钩子和一条登山绳就够了！瑞士、德国、奥地利等国家已经有了相应的设施。在法国，很多产科病房也慢慢开始安装这种设施，但大多数情况下，医生都没有充分利用它帮助产妇分娩。

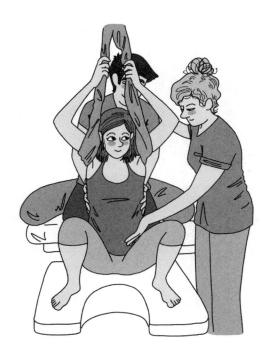

提高骨盆活动性

产妇如果可以自由活动，就能在分娩的不同阶段调整骨盆相对于胎儿的位置，或通过改变姿势来支撑胎儿，让胎儿整体处于恰当的状态（肩部内收，颈部弯曲，身体蜷缩为鸡蛋形），也能通过活动骨盆来扩大骨盆的上、中、下部。上述这些都可以通过骶髂关节和耻骨联合的运动（即"点头"运动和"反点头"运动）来实现。

令骨盆自然活动即可，不要等到疼了再动

令人难以置信的是，当代医学认为产妇的骨盆不能移动，想要增大骨盆直径必须借助外科刮刀，遇到肩难产时也需借助外力来解决……人本就能活动自己的盆底和骨盆，何必借助外力呢？此外，为何要等到胎儿被卡住时，医生和助产士才想起让产妇活动骨盆呢？

分娩时产妇自主活动没有用吗？

只要了解简单的生物力学常识，我们就不难明白，产妇自主活动可以：

——使胎儿得以在母体内运动：只要有恰当的空间和正确的支撑，胎儿就能处于最佳的分娩姿势（颈部弯曲，头部靠下，身体蜷缩为一个整体）；

——使子宫与骨盆形成正确的角度，调整胎儿与骨盆不同部位的关系，并随分娩不同阶段随时调整；

——使骶髂关节与骨盆自主活动，骨盆入口直径会在胎儿通过时自动扩大。

因此，产妇自主活动可以完美地顺应产妇和胎儿的生物力学关系。而固定的仰卧位分娩姿势等常见体位则只会增加分娩的风险，使胎儿的娩出变得非常困难——因为产妇被固定住了，只有胎儿能改变姿势。

改良版的分娩姿势："德加斯凯"分娩姿势®

综上所述，妇产学的课程必须考虑到不同分娩姿势的可能性。

尽管仰卧位分娩姿势在很多方面都不利于分娩，但因为助产士学习的急救方法都基于这种姿势，所以它不能直接被摒弃，而要进行改良。

在分娩时，要把分娩台"反过来"使用，让产妇抬起骨盆，这样产妇就不会滑入分娩台的凹陷中，盆底肌也能得到放松。为避免产妇头部向下倾斜，分娩台的靠背要微微抬起，但不要抬太高。产妇不能被"对折"，也不能半坐，更不能像做卷腹运动那样向前起身。她的背部应该处于拉伸状态，颈部应伸展，枕骨下面也应有支撑。大腿要抬向腹部，使髋部弯曲超过 90°（股骨和脊柱的角度要小于 90°），这可以让骶骨和腰椎对齐，防止背部反弓，避免分娩变得更加困难。

产妇的腿肚应放在高处的腿托上，让骨盆悬空，放松背部肌肉和盆底肌。腿托应让膝盖而非双脚并拢，就像"犁式滑雪"姿势那样，但不要压迫腹部。

在产妇的臀部下方应放两个液体软袋，让骶骨和尾骨可以自由活动的同时臀部也不必完全悬空（也不会陷入分娩台当中的那个凹陷）。这些软袋可以减轻盆底肌的负担，而且在胎儿娩出时，也可以让产妇在抬起骨盆时省点儿力气。

最大程度避免分娩风险

我在培训助产士和产科医生时，一直保持着现实和谨慎的态度：只要某一操作在其他姿势下不一定安全，或某一动作还未被完全证实安全有效（建立分娩姿势的固定模型其实非常难，因为产妇的姿势多样，还会经常突然调整姿势），就不应冒风险采取该操作。

我们希望产妇能在更符合生理构造的姿势下分娩，不希望胎儿被迫扭动颈部，或头部被迫后仰。但在情况非常紧急，必须马上将胎儿取出时，助产士最好还是把产妇换到在该情况下最合适的姿势，这需要助产士根据经验做出判断（在英国，助产士会让产妇自由活动，在德国也是如此……）。

很显然，产妇姿势和骨盆活动的作用不是决定性的：在一些情况（如脐带太短或打结、胎儿初始胎位不理想且活动空间不大、相对产妇的骨盆来说胎儿个头太大）下，唯一能保证胎儿安全、帮其减轻痛苦的办法就是剖宫产或使用辅助器具调整胎头位置。

这种看待分娩的态度给了产妇更大的选择空间，同时保留了当代医学的干预手段，从而最大限度地降低了风险。换句话说，以前在丛林里能做的一切关于"徒手"接生的做法，都应该能够在产房里进行，反之则不然！

必要时，产妇可以在向下发力时采用呼气中断法（就像吹气球或者吹奏管乐器时的呼气方法）。

　　双手撑在大腿上，以稳定膝盖，指尖朝向腹部，肩部抬起，双臂手肘靠拢，头部放在枕头上，颈部伸展。双手不要用力推，而要模仿呕吐时的自发动作：肩部上抬，腹部收紧，上半身上提。除了被固定在坐骨棘中的婴儿之外，其他的一切都在上提。

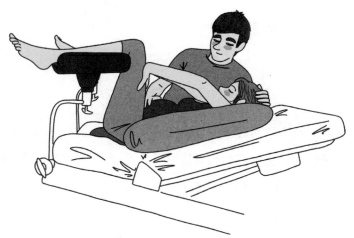

改良版的分娩姿势："德加斯凯"分娩姿势

　　在需要腹肌额外发力时，为更好地主动发力，准爸爸可以站在产妇后方保持不动，而产妇可以将手臂举过头顶，双手顶在准爸爸的胸部。这时腹部发力会让腹腔中所有脏器上升，同时也会增加子宫周围的压力，促进分娩。

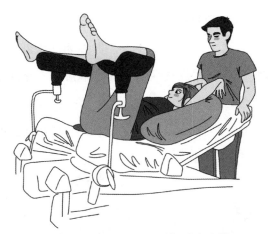

双手撑在伴侣身上，呼气时发力推

产妇可能用到的另一种分娩姿势是假性悬挂式，目的是在常见的仰卧位分娩姿势下实现悬挂式分娩的效果。准爸爸在分娩台后站好；产妇身体下（比如腋下）放一条床单，将手臂举过头顶，颈部拉伸，用手抓住床单。

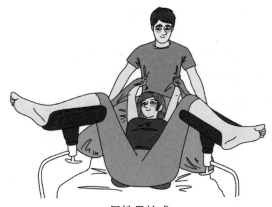

假性悬挂式

　　准爸爸向后拉床单，产妇被动地被"挂"起来。这时，产妇的腹部会自然内收，膈肌回升，盆底肌打开，胎儿得以"脱模"。

　　卡潘德吉博士为我画了两张盆底解剖图，分别展现的是经典的分娩姿势和改良版的分娩姿势："德加斯凯"分娩姿势。这两张图可以很好地体现两种分娩姿势的不同以及改良版姿势的优势所在。

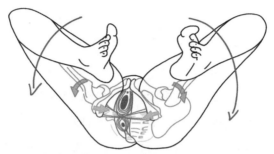

经典的分娩姿势：股骨外旋，骨盆下口关闭

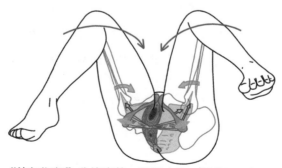

"德加斯凯"分娩姿势：股骨内旋，骨盆下口打开

　　总而言之，并没有"满分"的分娩姿势……

　　分娩过程包含太多参数，根本无法用一个统一模型分析所有

数据。显然，即使胎儿都体重相似、头部朝下，但对每位女性、每次分娩，不同分娩阶段最适合的姿势也是不同的。经常有研究者想把某个分娩姿势单独拿出来研究。我也经常被问到"哪种分娩姿势不会产生疼痛？""哪种姿势可以更快完成分娩？""哪种姿势可以不做剖宫产？""哪种姿势可以不做会阴切开术？""哪种姿势不会导致盆底撕裂或者器官脱垂？"……这些研究和问题都没有意义。它们就好比想知道吃哪种食物就永远不会得病一样！

既没有万能的姿势，也没有适合所有胎儿、所有产妇、所有脐带和胎盘状况（这些因素都应该被考虑在内）的"满分"姿势。总会有一种姿势适合某一种情况，但我们无法预知。我们不可能提前决定产妇分娩时的姿势，并让产妇在整个分娩过程中都保持这个姿势不变。

显然，没有一个姿势适用于所有人！唯一适用于所有人的结论就是，在任何情况下，保持经典的仰卧位分娩姿势是最糟糕的。然而，只要经过微调，改良过的仰卧位分娩姿势也可以让分娩过程变得顺利。

|第五章|

避免更大的伤害

产褥期是高风险期，但风险可以避免

产褥期的产妇最易出现异常状况，但这些异常可以有意识地避免。

比产后理疗项目更重要的是日常体态

在分娩之后，产妇的腹肌会变得非常"大"，这是因为在分娩过程中腹直肌会被撑开并被拉长至少 15 厘米（这个长度大约是子宫高度的一半）。此外，其他依赖于腹直肌的肌肉（它们的筋膜与腹直肌的筋膜相连于腹直肌鞘上）也会受影响，这些肌肉无法再支撑向前凸出的脏器。子宫依然会很重（经历过剖宫产的子宫会更重）。子宫韧带为了固定住怀孕后不断变大的子宫，会被过度拉伸。从竖直方向来看，子宫就像一个悬空的重物，被一条拉紧的橡皮筋吊着……很多女性都会有这种感觉："生完宝宝后，当我站起来的时候，我感觉体内的一切都在'往下掉'。"我们常会看到产妇用手从下方托着肚子。产妇站得越久，这种沉重感越明显。为避免这种负担感，身体应得到充分的休息，以适应这种突然的失衡。

我们常会看到年轻的妈妈们抱着自己的孩子，让孩子靠在一侧的肩膀上（而且永远都是同一侧肩膀！）。妈妈们的腹部鼓起，骶髂关节错位并被卡住。

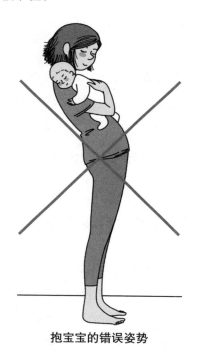

抱宝宝的错误姿势

这种体态不仅会进一步拉长腹直肌，使其保持分离，还会使背部肌肉缩短，造成肩胛骨周围（就在胸罩吊带与肩部接触的地方）发生多次挛缩。这就不难理解为什么产后的"理疗项目"没有效果了，因为产妇抱孩子的体态有问题。一般来说，一段韧带如果出现拉伤，就需要进行手术（如膝盖韧带手术）才能恢复。而产妇分娩后，在荷尔蒙的帮助下，子宫周围的韧带会随着子宫的收缩，恢复至原先的长度，腹直肌也是如此。

但是，大自然的设计既不是让产后的妈妈一天到晚都站着，一手抱着宝宝，一手拿着购物袋或更重的婴儿篮；也不是让妈妈们懒洋洋地陷入沙发，以一种会对腹部和盆底造成更大压力的姿势喂奶。

传统习俗中，大多数情况下，女性会在产后几周卧床休息。她们会坐着喂奶，前倾身体，使上半身几乎与床面平行，类似"四足动物"的体态，这样可以让脏器处于恰当的位置，腹部肌肉不会被过度拉长，盆底也不会承受太大的压力。

当今女性在分娩后可能出现的异常状况

在法国，分娩后的女性会被要求尽快站起来，此后还要很快去照顾婴儿，这意味着她们无法卧床休息。所有的一切好像都在说：生小孩又不是生病！然而，产后是产妇身体出现异常状况最多的时期。

在分娩六周后，产妇才会去"修补伤口"，接受盆底康复训练（锻炼盆底肌）。在这之后，产妇又会进行前面所说的那些错误的"腹肌训练"等运动。

为什么要等上整整六周再去进行盆底康复训练呢？常见的解释非常简单：由于荷尔蒙的作用，盆底在产后通常非常"脆弱"，盆底肌的力量非常有限，因此产妇要等到盆底肌恢复得强壮一点儿后再进行康复训练。这仿佛是在说：拆掉石膏之后不应走路，因为这个人还无法在百米赛跑中拿第一……

被粗暴对待的盆底

在产褥期，盆底非常容易受伤，尤其容易出现韧带问题，韧带受伤的后果一般比肌肉受伤严重得多。我们随时都可以锻炼其他的肌肉，但对于子宫肌肉、韧带以及被拉长 15 厘米的腹直肌，黄金恢复期只在产后六周内。

盆底问题不仅与重力有关（产妇的站姿或者坐姿），还与直肠、膀胱和子宫的"排空"不良有关。

———————— ❧救救你的盆底！❧ ————————

身体直立、便秘、过度肥胖、肌肉松弛、子宫沉重和腹部肌肉拉伤都会对盆底造成损伤。

便秘问题

刚分娩不久的产妇会很害怕上厕所——尤其是当会阴部有刚缝合的伤口（由外阴切开手术或者盆底撕裂伤造成）时——因为此时她的盆底处于敏感、肿胀、充血的状态。除此之外，为了全身心照顾婴儿，她的正常作息完全被打乱，因此她可能出现便秘。有时候，便秘只是因为盆底肌像被麻醉了一样，无法感受到便意（这种暂时的问题常常源于分娩时的神经拉伸或者神经压迫）。这就像如果我们提一个包的手柄太久了，被压迫的手指会在一段时间内不听使唤一样。这时我们唯一能做的事就是等待，而不是使相关肌肉收缩。也就是说，我们应放松盆底肌……

当然，排便不良也可能是食物种类过少、进食节奏不规律、饮水不足导致的。

简单来说，这时盆底肌非常脆弱，无法完成现代康复训练的复健动作，但它在日常生活中不得不承受从上向下的压力，并可能需要经常收缩以保证正常排便。这样一来便形成了恶性循环！

排尿也很困难

产妇也常有排尿困难的问题，因为其子宫在产后会向前倾斜，压迫到膀胱，增大膀胱和尿道之间的角度。并且，如果在排尿时发力，这一角度只会变大，导致排尿更加困难。

有些情况下，排尿困难是因为膀胱被迫充盈：可能是因为产妇分娩时输液了，也可能是因为在仰卧姿势下排尿不充分，还可能是因为硬膜外麻醉导致了尿潴留。因此分娩后产妇的膀胱往往无法正常排空，这也会增加盆底肌的压力。

有些女性在产后完全感受不到尿意，却会突然出现尿失禁；有些女性能感受到尿意，却经常来不及去厕所，或者出现排尿困难。

在产后，产妇应试图主动地、有规律地排尿（但不要向下用力），逐渐恢复对尿意的正常感知。产妇可能需要几天的时间才能做到不额外用力便自然而然地排尿。

暴力地"排空"子宫

向子宫底部发力以排出血块或胎盘非常痛苦，也最可能导致器官脱垂。在分娩时向子宫底部用力非常不符合逻辑（首先声明，在理论上，这种发力在分娩过程中被禁止，但在分娩后没有被禁止。然而，产妇在分娩后这样发力，只会产生更严重的后果！）。这种错误的发力方式混淆了"容器"和"内容物"：发力的目的是"排空"子宫，结果却可能导致"排出"子宫。如果是因为子宫位置"太高了"，从上向下发力，那么分娩后向下发力会使子宫下降到比分娩时更靠下的位置，因为子宫下方已经"空空如也"了……这样一来，子宫附近的韧带会被过分拉长，形成各种不利的夹角，阻碍排空子宫（还会使子宫后倾，不利于盆底发挥正常功能）。但实际上，子宫并不是位置"太高了"，而是体积"太大了"，其内部有过多的血液！

如果产妇没有接受硬膜外麻醉，那么这样发力后她会出现非常剧烈的反应。除疼痛感以外，她还有种脏器被向下推的感觉（使用产钳时，产妇也会有这种感觉，常被描述为"感觉身体被掏空了"）。

硬膜外麻醉可能让疼痛消失，却不会改变这种错误发力所导致的严重后果。在分娩后，子宫体积仍然很大，且收缩会有困难，因此在分娩后的几天里，产妇的肚子看起来还是很大。医生通常会让产妇定期按压子宫底部，但是这种机械的按压并不是按摩，且收效甚微。

产妇要做的是让子宫在分娩后回归正确的位置，让子宫紧贴脊柱，受到脊柱的反作用力压迫，以刺激子宫更好地收缩。

排空子宫，但是不要用力向下推

并不是因为子宫太高了，需要让子宫下降，而是因为子宫过于充盈和膨胀，导致子宫底的位置过高，所以需要排空子宫，对其进行一定的压缩。但千万不要从上向下发力。

传统的模式做法相反

传统的做法是产后对产妇的腹部进行强度较大的按摩。但在按摩中，产妇一直处于平躺状态，按摩师一边按压，一边向上推。按压子宫就像在挤柠檬汁一样，这会使产妇感到恶心。按摩师还常常要求产妇朝瓶口呼气，以使其腹部肌肉由下而上收紧。在产妇的子宫充分回缩且基本不出血后，她才可以站起来。除按摩之外，产妇还会服用一些草药来促进大小便，使子宫恢复得更快，几天后就不再出血。

在法国，产妇即使未患产后出血或其他病症，分娩后的数周内也仍有出血的现象。

———————— ❧救救你的盆底！❧ ————————

在第一次分娩时"发力"过度或助产士推肚子的力度过大，都会导致一些女性的子宫颈在分娩完成后降到盆底的位置。不能在她们站起来之前将子宫移归原位并用收腹带固定和犯罪没什么区别。

被忽视的母亲

在法国"传统"生育模式中，产褥期对产妇和宝宝来说既是一段高风险的时期，也是双方建立感情联系的关键期。这种感情联系是孩子情感生活的基础，也是孩子长大后成为父母的基础。母亲会受到重视和照顾，是家庭的中心：一家人都会照顾好她，这样一来，她也能照顾好孩子。

如今，在很多技术手段的帮助下，我们可以与自由选择的伴侣生下令自己满意的孩子，怀孕几乎没有风险，孩子也基本没有遗传缺陷或重大畸形，分娩也几乎无痛且安全……生孩子变得只与幸福有关。孩子在出生前就被父母珍爱。

但爱并不是一件简单的事，"错误的爱"往往比"不爱"更常见。在当今的医院里，所有的目光都集中在新生儿身上，产妇的地位下降了。"你好，小宝贝……再见，女士，请在六周后回来做妇科检查。"分娩后的第三天，产妇就要确立其新身份，像一个专家一样照顾她的孩子，而这样的安排并不合理。这里谈的仅仅是生理方面，还不包括心理方面。

―――――――――― ➢ **救救你的盆底！** ➢ ――――――――――

分娩后，产妇的子宫仍然很沉重，相关的韧带被拉长，腹部肌肉被撑开，盆底肌在荷尔蒙的作用下放松。与此同时，新晋母亲还用错误的体态抱着宝宝：腹部前倾，肩膀靠后，或身体瘫在沙发上，背部弯曲，腹部凸起。

"妊娠并非患病"这一常见说法忽视了重力对产妇的伤害！这也是为什么在分娩两周或三周后的产妇常出现子宫脱垂，因为作为新晋母亲，她们需要做的事情太多了……

有问题的模式

按照传统做法或某些习俗，产妇在分娩后要保持卧床，直至子宫恢复原位、腹部肌肉恢复正常长度后才能下地。但当今社会要求产妇刚分娩完就像平常一样"站着"生活：她需要抱着孩子，或全天保持错误的坐姿……产妇被要求过"正常"的生活，完全不考虑其腹肌和盆底肌的情况。

欧洲以前的奴隶不也是如此？每天都要在田里弯腰苦干，即使在快要分娩时也弯着腰，分娩后把婴儿包在襁褓里背着继续干活。而我们现在所讨论的，是强大且"自由"的女性……在所有保持着悠久分娩文化的国家中，即使是最贫穷的母亲也会得到其他女性的帮助，会有人帮分娩后的母亲按摩，有人帮她带孩子。产妇在腹部恢复正常大小前都会被认为是"不纯洁的"（流行的说法是"未被净化的"），她不能做饭、出门、待客（更别提工作了），必须好好休息。

另一个被推崇的模式就是……动物的模式。在社会允许的条件下，产妇可以试着找回一些原始本能（当然，再怎么样人也不能像动物一样分娩！）。

哺乳动物会这样做

刚生产完的母兽会将新生幼崽舔干净并帮助它们站起身来离开分娩处。这样一来，捕食者就不会寻着分娩的血腥味发现它们。这也是为何哺乳动物会在分娩后吃掉自己的胎盘（即使食草动物也是如此）——这可以让子宫更好地收缩，也不会留下太多痕迹。但是，这些哺乳动物并不会双足站立或坐着，而会四脚着地，这与人类完全不同……

我们需要彻底改变产妇在产褥期的生活理念，并建议产妇佩戴护腰或专门为她们设计的收腹带，这对产妇的站立（但还是要少站）来说是必要的，就像胸罩对撑托沉重的乳房是必要的一样。

收腹带可以支撑腹部，让腹腔脏器不向前凸出。然而，当产妇在分娩后要求用收腹带时，人们总会毫不犹豫地拒绝，机械性地回答："千万别用收腹带啊，这样腹部肌肉会收缩不了的。"

不仅如此，人们也不让产妇在产后锻炼腹部肌肉，因为他们认为锻炼腹肌会向下压迫盆底。产后前六周产妇还不被允许锻炼盆底肌，理由是这时的盆底还太脆弱了……你应该看出来问题所在了吧？

此外，有人反对产妇在产后多卧床休息，理由是产妇不起身可能引发循环系统问题和静脉炎。但这实在是本末倒置。诚然，我们要避免静脉炎，但这并非意味着要不惜一切代价！当产妇站立或懒洋洋地瘫在椅子上时，血液会向腿部和盆底移动，引起静脉回流、水肿，增大上文提到过的诸多风险，尤其是器官脱垂和腹直肌分离。除了站着或坐着，当然有其他办法可以帮助产妇避免静脉炎。

给产妇进行按摩可以避免血液循环问题；如果产妇可以佩戴护腰带或者收腹带，就可以更好地活动身体，这对血液循环、呼吸、大小便和身体的引流也有益处。

减小患上静脉炎风险的方法有很多：产妇可以通过正确的呼吸方式让膈肌这个"呼吸泵"充分运转，也可以通过按摩和正确呼吸更好地刺激子宫收缩，还可以在盆底肌不需要工作的体态下锻炼腿部肌肉（参见第258页的"借助椅子的半桥式练习"）……这些方法都可以促进血液循环，避免静脉炎！

产妇静止时的体态，尤其是抱孩子的姿势、喂奶的姿势和坐姿，也应注意改善，产妇应避免出现"游泳圈"状的"小肚子"，并学会保持正确的体态。最重要的是，要好好照顾产妇！

分娩后的性生活

在谈论与分娩相关的问题时，我们很少提到性生活的重启，更遑论妊娠期的性行为了，除非提及性行为禁忌。比如我们会说，为规避早产风险，孕妇不可以发生性行为。

尽管怀孕生子已经昭彰地宣示了"性行为"的存在，大众对此仍缄口不言，就好像生育又重新给予产妇以贞洁，让她们变得"不可触碰"了一般。要求避免性行为的刻板医嘱对产妇来说往往多余——九个月以来她都快忘记怀孕是由性行为导致的了。她全然没有性欲，全部注意力都在新生儿身上。她已经拥有了生物学上的女性气质，证明了她生儿育女的能力。此时产妇体内的催产素达到饱和水平，而催产素正是人类快乐情绪的来源之一。产妇会感到愉悦，并自发地通过喂养、拥抱和爱抚让她的孩子感到快乐和幸福。作为一个母亲，她需要被重视，被丈夫爱，与他共同成为孩子的父母。她希望得到爱抚、关注和保护……这些都与生理上的性无关。

这是正常的生理过程。母亲需要面对妊娠期的结束，而这并不会在听到孩子第一声哭泣时自动终止。母亲的身体和潜意识都需要一定的时间才能真正告别这一阶段，以允许自己接受孩子已从腹中问世的真实感，并找到自己，以便为重新恢复性生活、可能再次受孕做好准备。但眼下她没有多余的空间去接纳另一个人了。

医生坚持让产妇避免性行为是为了避孕，因为产后排卵尚不规律，月经周期尚未重新建立。一般来说，产妇在产后几周不会排卵（但也可能出现早排卵的情况……一切都有可能）。如果产妇不喂母乳，她产后的第一次月经可能出现在六周以后，月经回潮意味着有规律的月经周期重新开始了。如果需要哺乳，产妇则可能要等上数月甚至一年以上，月经才会来潮。因此，产后的第一次排卵在任何时候都可能发生。有些刚生产不久的母亲会意外地发现自己又怀孕了。

从医学角度来看，产后六周就怀二胎并不合适。因为此时产妇的身体需要充分休息、慢慢恢复；同时，从家庭角度出发，新生儿也需要母亲的照顾；最后，夫妻二人需要适应新的生活，新的家庭结构也需要稳定下来。

传统文化大多认为产妇在分娩后需要恢复正常的身形，"净化"自己的身体，否则就是"不干净的"。这个过程对应着产后的子宫出血时期，大约持续六周，也与荷尔蒙水平的变化相对应。在很多文化中，这段时间的产妇仿佛被"隔离"了，不能工作，甚至不能出门，"隔离"结束后产妇才被允许恢复"正常的"生活（即解除身体活动限制，并恢复社会生活）。在法国，产妇在分娩六周后才会开始进行盆底康复训练，很多人也会在这个时候重新开始工作。

一般来说，产后至少 40 天后才能进行性生活。然而，现代医学对此并没有什么建议，只会让夫妻们遵从自己的意愿，自己掌控时间。然而，这常常使问题变得复杂，因为夫妻们常常不了解产妇在产后需要休息一段时间才能恢复性生活——这也是为何产妇的盆底即使没有发生可见病变，她在产后头几周也不会有性欲……

缺乏相关知识和建议的夫妻往往会担心：这正常吗？我没有性欲了吗？为什么会这样？

我在这里不会给出上述问题的详细答案，而会强调意识到一些可能发生的情况非常重要，例如：喂母乳可以让产妇心情愉悦，甚至会引发高潮；产后的阴道润滑度可能很低，即使没有外阴损伤，产妇在进行性行为时也可能出现异常疼痛；尾骨脱臼或胎儿斜着下降所导致的阴道内部肌肉不对称，都可能导致性行为时的疼痛；如果子宫下降并且过于松动，性行为时阴茎就会顶到子宫颈，引发疼痛；如果子宫活动幅度过大，整个腹腔的正常功能都会受到影响。

在产后进行第一次性行为之前，有时需要将某些部位复位。会阴缝合的伤口一般在产后三周后恢复，但是伤口位置的疼痛可能持续很久，无论盆底康复训练进行得多么顺利。

日常生活小贴士

在进行任何康复训练时，每一位刚刚分娩的母亲都应注意以下几点：

——不要陷入便秘的恶性循环；

——日常生活中保持良好体态，尤其要注意抱孩子的动作；

——避免站立或坐立，控制腹压。

产后便秘

本书多次讨论了便秘问题，最后一章还会补充相关信息。不管怎样，产后便秘问题有其特殊性。

很多产妇会由于痔疮或会阴处有缝合的伤口而害怕上厕所。而且她们也无法保证有便意时就去上厕所：可能是因为那时她们需要喂奶，还可能是因为那时来了客人。她们往往饮水量不足，却流很多汗，如果是哺乳，那么她们还需要产奶。

这样一来，产妇可能需要通过呼吸和假性胸腔吸气（参见第131页）来促进肠道蠕动，并需要用甘油栓剂等痔疮栓剂重新引发便意。这种栓剂能在肠道中释放气体，填满直肠壶腹，从而再次"引发欲望"（原理类似于在手指上涂抹肥皂液能让戒指更容易脱下来！）。栓剂只是一种外用药品，其中的成分不会进入人体内部，只是作为暂时的辅助，因此产妇完全不用担心会药物上瘾。

产妇如果在排便过程中感到疼痛，则可以服用一些液体石蜡（加过香料的）帮助大便硬块滑出。

救生圈并不会救你

如果产妇坐下时感到疼痛，医生有时会让她坐在一个"救生圈"上。

当然，如果我们坐下后将重量都压向后部的骶骨，那么所有的疼痛（由痔疮、伤口缝合、水肿、尾骨脱臼等导致）都会被放大……但是我们不能因此就歪着，只坐在一边的屁股上，这会导致脊柱弯曲！

坐在"救生圈"上其实并不好，因为产妇坐在一个"洞"

上面，而不是坐在空气里。这会导致肛门周围充血症状加剧，痔疮囊肿更加严重。此外，由于膈肌不能正常回升发挥"泵"的作用，呼吸系统也无法发挥引流作用。

专业人员应研究出一种形似马桶的"半救生圈"，可以让产妇的大腿坐在上面，身体前倾，盆底不受压力。

在这种"半救生圈"面世之前，产妇应尽量身体前倾地坐于椅子边缘，并用手肘撑于桌上或者垫子（如哺乳垫）上；也可以盘腿而坐，上半身前倾。

如何抱婴儿

抱在怀中

• 不建议的做法

怀抱婴儿最糟糕的姿势就是母亲肩部靠后，腹部前倾，让婴儿躺在怀中，靠在母亲的肩上。这种姿势对母亲的背部、肩部和颈部都不好，而且会使母亲只能用上腹部进行胸式呼吸。母亲的肋骨因此收紧，腹压会随之增大，作用于腹部前部和底部的推力也会增大，压迫腹腔最脆弱的部位。同时，母亲的阴道前壁也会受到挤压（请参看第 188 页）。母亲走路时双脚会朝向外侧，导致骶髂关节无法正常活动，引发上背部和下背部疼痛。同时，其骨盆也处于错误的位置，这会拉长负责悬挂子宫的韧带。如果产后的女性在这种姿势下收缩盆底肌，那么只有耻骨直肠肌会收缩，而且收缩不仅无法持续太长时间，幅度也十分微弱。

• 建议的做法

母亲的身体重心应位于脚掌中间，肩部应位于髋部和膝盖的正上方，这样可以更好地摇晃怀中的婴儿。试一试吧！

母亲要让婴儿面朝自己、背部朝外，同时应适当抬高孩子，确保自己的手能托住婴儿的臀部。这有助于确保婴儿体态正确，头部不会后仰。在这个姿势下，母亲完全无须后仰肩部，将肩部自然放正即可。

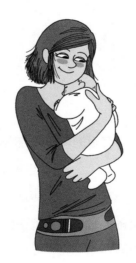

母亲也可以用前臂托起婴儿，让婴儿的姿势像"猎豹在树枝上睡觉"一样：在这种姿势下，婴儿的身体微微蜷缩，颈部放松。母亲可以给婴儿的腹部进行按摩，婴儿体内气体的排出会更通畅。这一姿势比较适合有肠绞痛症状的婴儿。

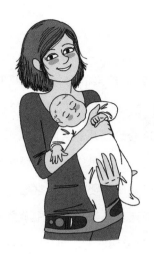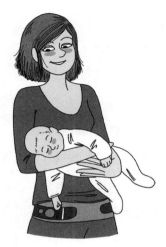

如果婴儿出现肠绞痛

喂奶后将婴儿竖直抱起可以避免食物反流，也能让其打嗝（因为气体会上升），排出胃里的气体。

但为了排出肠道气体，母亲最好将婴儿水平抱着，并对其腹部施加轻微的压力，臀部也要相应弯曲，形成合适的角度，以放松括约肌。在这种姿势下，宝宝常会排气或者排便。

让婴儿一直躺着会影响婴儿的肠道运输功能。而一直将婴儿竖直抱起，使其肚子靠着母亲，则会导致横结肠（就在肚脐上方）内部堆积气体，使婴儿非常不适。当婴儿半坐或平躺时，气体会将他的胃向上推，造成胃反流……从而形成恶性循环！

背在胸前

- 不建议的做法

有些婴儿背带可以让婴儿更加贴合母亲的身体，婴儿的双腿会被抬起，身体也会更加靠上。但是，背带最下部的系带往往过高，卡在婴儿髂嵴和肚脐的位置，这会给婴儿的会阴部施压。

有些婴儿背带会使婴儿陷得很深，双腿悬空，无法很好地让他贴合在母亲（或者父亲）身上，这对父母和婴儿都非常危险。双腿悬空会造成血液循环问题，背带底部还会压迫婴儿的生殖器官。对婴儿的背部来说，这样的背带不会让其背部发力，而会使其背部就像"折叠的手风琴"一样没有张力。一般来说，这种背带会使婴儿一直向后陷，使其头部后仰，因此母亲常常不得不扶住婴儿的头部。

由于婴儿挂在身前，母亲为了保持平衡，往往会回收肩部，使背部的肌肉更加紧张。上文已经提到过，这对腹部和盆底都不好。

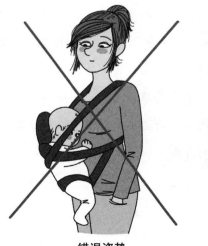
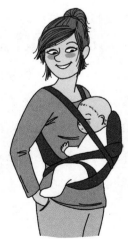

错误姿势　　　　　　　正确姿势

- 建议的做法

如果要携带一个重物，那么背着它就是最好的姿势；背东西可以让身体重心前倾，就像我们在滑雪冲下滑坡时一样！试想一下，是一只手提重物省力（而且我们常常只会用同一只手），还是用双肩包背重物省力？日常生活中的背包必须精心设计，使得背包贴近背部，而非将身体向后拉，同时，最下方的背带要贴在我们骨盆低处、髋关节的上部，而非髂骨翼处。

背带底部要能够支撑骨盆并辅助其反向旋转，即辅助骨盆下口闭合，这样才符合人体站立时的生理构造。请感受在站姿下背东西时背部、肩部及腹部形态和在其他姿势下的有什么不同。然后，收紧盆底肌，比较这种感受与手提重物时收缩盆底肌的感受的不同。你会发现在站姿下背东西时，身体的一切部位都处于正确位置：背部挺直，背部肌肉张力适中，腹部内收，盆底肌收缩的位置更高、更深。此时，呼气会更容易，脏器也会随之回升。如果试着咳嗽一下，你会感觉到盆底受到的推力，下腹部的感受也会非常特别。腹股沟疝患者在站立咳嗽时，疝气并不会凸出。剖宫产的母亲在站姿咳嗽时，也不会感觉到瘢痕周围有任何压力，更不会疼痛。

头顶负重

头顶重物也是非常好的方法，因为这种姿势会让身体一直想要向上伸展，向头顶和脚下两个方向发力，以保持脊柱的竖直。

背部和腹部肌肉由此可以得到锻炼，胸部会向前挺并向上抬，脏器也会上升并后贴脊柱——身体的所有部位都在尝试抵抗重力。盆底肌会因此得到保护，其收缩的位置也会更高、更深，下腹部的肌肉会格外紧张。

美洲的印第安女性

产科医生帕西奥尼克（Paciornick）博士对比研究了印第安女性和巴西女性的盆底[①]。他借助一个放入阴道的小球（小球与一个表盘相连，就像压力计一样）测量了两类人群盆底肌的收缩和放松程度，发现印第安女性的盆底肌弹性（不是硬度或软度）比巴西女性的高十倍。此外，他还发现即便是在多次生育或没有进行任何产后康复训练的情况下，印第安女性也没有器官脱垂和失禁问题……

事实上，印第安人每天的生活就是康复训练！她们的家中没有椅子或者沙发，也没有高高的马桶……因此她们常常需要下蹲，身体前倾，背部保持平直，头上所戴的羽冠也会帮助她们调整姿势以更好地承受身体的重量：因为头顶羽冠让她们的身体必须微微前倾，伸展颈部，并抬起胸部，这会让所有腹腔脏器升高、归位……

---

① 见穆瓦泽·帕西奥尼克（Moyses Paciornick）的《学习蹲式分娩》（*Apprenez l'accouchement accroupi*），由马塞尔·法夫尔出版社在瑞士洛桑于 1982 年出版。——作者注

|第六章|

盆底康复训练

康复训练是万能的吗？

长期以来，法国的产后护理服务备受羡慕，因为法国会专门为盆底问题（主要是失禁）和产后的盆底康复训练开具处方并全额报销。然而，产后必须接受盆底康复训练吗？盆底康复训练真的有效吗？

谁会接受盆底康复训练？

需要说明的是，在法国，并非所有产妇都会接受盆底康复训练，尤其是初产妇，因为照顾新生儿、重回工作岗位已经使她们焦头烂额了。还有很多女性认为没有必要接受盆底康复训练，尤其是当她们没有漏尿或憋便困难现象时。

上文已经提到，女性在第一次分娩后最可能因错误的体态出现盆底问题，并且错误的站姿和增高的腹压会使问题愈发严重。在子宫脱垂前期，女性可能并没有什么感觉，但这一问题会缓慢加重。

等到第二次怀孕时，孕妇的韧带常常变得更长，尿道也下降到了耻骨联合以下，孕妇在咳嗽和发力时可能出现漏尿。在撰写关于女性分娩后失禁问题的博士论文时，我发现 38% 的女性在怀孕前没有发现任何盆底问题，并且自认为自己的分娩过程是"正常的"，分娩时没有使用产钳或出现会阴撕裂伤，产后也没有漏尿的情况……然而，当她们再次怀孕两个月左右时，漏尿、腹部有坠物感、感到"宝宝要掉下来了"等状况就会出现。这时，她们即使进行盆底康复训练也无济于事。

这就是为何我们会对盆底康复训练提出这样的疑问：盆底康复训练应在什么时候进行？针对哪些人群？康复目标是什么？训练内容有哪些？康复的可能性有多大？

预防还是康复训练？

如果产妇在产后前六周充分做好预防工作，她就可以有更多的时间去做按摩、护理或和宝宝一起休息，等等，这样或许不用接受盆底康复训练！我们可以多进行一些比较性评估，了解产妇们的身体状态，而不应一味地责怪她们没有做预防工作，没有担负起对自己身体的责任……

受到质疑的康复训练

除法国以外，其他国家或许并没有足够多的专业人士从事盆底康复工作，盆底康复训练也不受重视。那么，法国的盆底康复成果如何呢？

有一些女性甚至接受了 50 次盆底康复训练，但病情没有任何改善。也就是说，问题可能出在"别处"。

2015 年 12 月，法国国家妇产科学院的一项报告提出，法国的盆底康复训练可能在倒退。研究人员在分析了真实案例之后，发现盆底康复训练的效果可能并不理想，并且目前系统性盆底康复训练的作用并不明显。因此，报告建议医院不必给产妇统一开具盆底康复训练处方，除非产妇至少持续三个月出现失禁情况。这也是很多法国医院现在不再直接给产妇开盆底康复训练处方的原因，需要接受盆底康复训练的产妇要在产后三个月主动申请相关项目。

这实在是一项缺乏远见的提议，因为盆底康复训练不仅是一种康复治疗，更是一种知识普及活动，母亲们可以在这一过程中了解如何更好地控制盆底，并解决背部、腹部甚至是心态的问题……因为在接受康复训练的这段时间，母亲（而不仅是新生儿）终于成了被重视和照顾的对象！

在产褥期，产妇除了盆底康复训练，可能不会进行其他康复训练。这种康复训练的缺失很可能加重重力对腹部和盆底的负面影响。

要知道，单纯地收缩、放松耻骨直肠肌的康复训练，即中断排尿训练，其动作（半坐，双腿分开）常常有误，而且效果微乎其微！

正如我在 1984 年发布的关于女性盆底的影片中指出的，只有辅以恰当的姿势和呼吸方式，相关肌肉才能得到有针对性的训练，相关肌肉的收缩才能维持更长的时间。然而，有关长期盆底护理的研究仍是一片空白……

法国政府不再把系统性的盆底康复训练纳入医保报销范围，市场上随即出现了很多"江湖贩子"，开始售卖用于盆底康复自我训练的医学探针（有的甚至可以连到智能手机上！）。但是，这种仪器无法分辨力量的来源和方向，只能显示臀部、腹部肌肉收缩和向下的推力的数值。如果不注意动作细节和呼吸方式，康复训练可能适得其反……除非你很快就累了（居家训练总是如此），那倒还能及时止损。

目前也有一些新的康复训练方法，例如用电极刺激闭孔肌（位于大腿顶端外侧）。这块肌肉可以在双腿不动的情况下控制大腿骨外旋。但这种刺激肌肉的方法无法训练肌肉主动收缩的能力，因此效果并不长久。鉴于相关设备的市场售价高达 300 欧元，这种康复训练成本过高，这一方法还没被广泛使用。

同样，阴道球也被吹捧为康复"神器"，尤其在性学研究领域。某些研究者认为阴道球可以带来性高潮，尤其是当阴道球（其品质与玉石种类及价格有关）被"电离"[①] 时……使用阴道球的常见错误是使用时只注意收紧盆底肌，而未试图减少向下的推力。

训练者如果没有受过动作和呼吸方面的系统培训，也没有专

---

① 电离是产生离子的过程，即中性原子或分子在热、电、辐射以及溶剂分子的作用下产生离子。——编者注

业人士指导，而独自进行盆底康复训练，就可能因为肌肉代偿而导致问题加重。但是，只要接受了良好的培训，阴道球可以让康复训练的动作更加多样，也可以让患者更好地"感受"内部肌肉的收缩，从而减少向下的推力……

推荐的康复训练项目

电疗

这种康复训练至少要到产后六周才能使用，因此这种训练只能修复盆底问题，但不能预防。这种训练可用于治疗任何形式的失禁，男女老少均适用。

电疗可以借助生物反馈仪的电极（多是放入阴道或直肠中的探针或浅层电极）辅助特定肌肉进行收缩和放松，例如耻骨直肠肌等肌肉会在受到电刺激后收缩。这种电刺激的工作原理类似通过贴在身上的电极来刺激腹肌或臀肌收缩，刺激过程完全不会带来痛感。如果患者的盆底肌本身不够敏感，那么患者就可以通过这种训练感受到特定肌肉的具体位置及其发力和放松时的感觉。

患者也可以通过该训练学习主动收缩特定肌肉。这时，浅层的电极相当于一个"反馈装置"，因为电极会与屏幕或其他显示器连接，导出实时数据。有了这样的机器，患者就可以进行难度递增的康复训练，就像玩体感游戏一样。当特定肌肉可以根据需要进行收缩并且足够敏感时，患者就不再需要电刺激的辅助了。但是患者还是要继续使用生物反馈仪，直到可以熟练调动盆底肌为止。

效果有限是不可避免的

这种康复疗法的局限性在于只针对特定肌肉，并且只是为了加强肌肉力量，并未考虑盆底的整体性、个体生理和心理情况的特殊性以及可能的风险。此外，在大多数情况下，患者在做康复训练时的体态都非常糟糕：半坐着，弯腰驼背，双腿分开。在这样的姿势下，膈肌无法移动，盆底肌也非常不灵活！

腹肌连带发力会造成器质性损伤

患者认为盆底肌的肌肉力量足够大时，就会下意识地用腹肌一起发力，将盆底向下推。盆底肌和腹肌一起收缩会造成之前提到过的糟糕后果：腹压过高，腹腔脏器被向下和向前推。

如果康复效果不理想，患者就会重复进行同样的训练。在训练时，患者始终要注意不要收紧腹肌，因为腹肌发力对盆底危害非常大。

盆底和呼吸

正确的呼吸方式、正确的盆底肌发力方式、正确的腹肌发力方式相结合能给盆底肌减负。这对（尤其是在产后的前几周）相对脆弱无力的盆底肌来说非常重要！

需要坚持锻炼盆底肌

电疗会刺激耻骨直肠肌，使其白肌纤维收缩（这也表明该肌肉的存在就是为了运动，就像手臂肌肉和腿部肌肉一样）。如果不每天都锻炼，耻骨直肠肌就会慢慢萎缩，所以它必须持续受到刺激。这就是为何患者需要定期接受电刺激，以便不断给盆底肌"打点儿气"。不过，患者如果能每天都调动盆底肌，就不需要这样了。

居家训练

有些康复仪器可以让患者自己在家进行康复训练，无须专业人士介入。这非常有吸引力：我们不需特地出门进行康复训练和体检，因此不会感到害羞；我们可以自由安排时间，并自由控制每次康复训练的时长……法国的社会保障体系甚至可以报销此类康复设备的开支。

遗憾的是，这种康复仪器与上文中提到的电疗原理相同，只针对特定肌肉进行训练，效果欠佳且难以控制。

除此之外，患者也可能错误使用康复仪器：生物反馈仪显示的"肌肉剧烈收缩"可能只是由臀部或腹部肌肉引起的……这种设备只能显示肌肉收缩的强弱，并不能对肌肉收缩的具体部位加以分析。

此外，所有居家训练都有一个共性，就是练习者很难持之以恒（用那些小物件训练腹部和臀部的练习者更是如此）。由于缺乏外界督促，总有一些原因会使练习者把训练拖到明天再做。而且，训练过程中如果没有人鼓励练习者或与练习者沟通，训练就会显得格外单调。

简而言之，这种康复训练虽然看上去很美，但需要的康复仪器价格昂贵，且训练时缺乏相关指导与说明，无法帮助我们预防盆底问题。

避免骚扰的发生

在美国，专业医生因为怕被患者指控性骚扰或性虐待，会避免单独与患者同处一室。这就是诊疗室的门会一直开着，在康复间里有多个患者同时接受治疗，或有安保人员定时巡逻的原因。为此，很多家用的或者不需要脱衣服就能使用的康复仪器应运而生，例如穿着日常服装就能使用的电磁椅，其椅面会释放电磁波，让盆底肌被动收缩！

对不同康复训练有效性的研究表明，康复治疗的关键在于患者与专业医生的沟通！专业医生不仅需要帮助患者培养良好的感知能力，教给她们足够的知识并让她们对问题有正确的认识，还需要分析并评估患者的功能障碍，纠正患者错误的体态和呼吸方式。最重要的，也是最基本的是：不论是在产后还是在病情严重时，专业医生都要倾听患者的声音。在康复治疗过程中，医生要先倾听患者，让患者自己介绍盆底情况以及日常生活中的问题

（例如夫妻之间的问题）。这样一来，患者可以表达出她们的担忧或情感上的需求，这些需求的重要性远远超过了恢复盆底肌肌肉力量的重要性！事实上，一位认真负责的医生能够通过患者的行为和对检查的反应分析疾病的生理原因和心理原因。比如，很多曾受过性虐待的患者在接受盆底康复治疗时都会展现出相应的特征，然而理疗师和患者本人可能都没有注意到这些特征。要注意，性虐待不仅仅意味着强奸等性暴力行为……性虐待（尤其是幼儿时期发生的性虐待）虽然往往会被记忆掩盖，但会造成盆底功能障碍。虽然找到病因并不一定能真正解决问题，但是无论康复手段有多先进，找不到病因，康复治疗大概率都会失败，术后病情还可能复发或演变成其他问题。同时关注发病的最初的原因和患者的身体反应，可以让医生更全面地、从根源上开展康复治疗工作，根据病因选配更专业的理疗师。这是让患者相关功能得到较好恢复的唯一办法。

阴道哑铃

阴道哑铃是一种能放进阴道内部的、类似小型"鸡蛋"的器具，一般由陶瓷制成，器材内部可能填充不同重量的内容物，像俄罗斯套娃一样。具体用法是：收紧盆底肌夹住它。

这种自我康复训练的器械非常有吸引力，因为它有附加的益处：通过肌肉收缩抵抗重力。但这种重力的作用会使耻骨直肠肌不得不承受更大的重量，并因此持续收缩，这完全违背了生理规律。

耻骨直肠肌在正常状态下会维持基本张力，以保持尾骨向前并形成合适的肛直角，减轻括约肌负担。除了在排便时或在分娩过程中向下发力时，阴道和直肠应保持中空。为使生理反射正常进行，盆底上方不应有任何东西"停留"。使用阴道哑铃，长时间收紧盆底肌，会影响正常的排便功能，增加便秘的风险。放任粪便在直肠中不断堆积非常有害，容易造成粪便结块。进行盆底康复训练可不是为了增强直肠储存粪便的能力啊！

就像排尿中断法一样，这种练习在短期内可以有效帮助练习者感知肌肉发力，但练习时间不宜过长，否则会违反生理规律。如果盆底持续收紧，那么它在需要放松时可能还会保持在收缩状态。这些不当的训练方式会造成所谓的反协同效应和异步性现象。

此外，这种训练会使盆底肌僵硬或疲劳。短时间内收紧肱二头肌来抬起重物非常容易，但将这一过程放慢做很困难。因为肌肉在持续处于收缩状态一段时间后会自动放松，并且无法很快再次收紧（因为肌肉需要恢复，处于不应期）。

因此，这种训练也是本末倒置的，我们不应该用力拧紧"水龙头"。我们知道，水龙头要能开能关才能正常工作，不能完全关死。肌肉也是一样，我们应该追求肌肉的灵活性而非一味地使其收缩、闭合。夹住阴道哑铃并非必须用肌肉发力，骶骨和阴道在特定角度下也可以挂住它。因为每个人的生理结构不同，所以让人们知道自己在哪种姿势下能更轻松地夹住阴道哑铃是非常有意义的，尤其是在做产前准备的时候。

阴道球

现在的阴道哑铃大多是模仿阴道球设计的。在过去，某些女性多使用阴道球，是为了保持自己盆底肌的弹性。然而，人们常常高估了阴道球锻炼盆底肌收缩以提高男性性快感的作用。从女性性体验来说，女性的性快感并不来自阴道入口变窄，更何况阴道入口"紧闭"只会阻碍阴茎插入，这对勃起功能不强的伴侣来说只会徒增苦恼！阻碍阴茎插入并非值得追求的目标，除非情侣选择这样做，并能够从中获得乐趣。用阴道球进行盆底肌训练绝非增强性快感的理想方式！对女性来说，增强性快感和中断排尿的机制是两回事！两者发生的部位并不相同。

事实上，阴道哑铃和阴道球的使用方式完全不同。最大的不同是，阴道哑铃多由两个球组成，之间由一条线相连。其中一个球会落在耻骨直肠肌上，另一个球则应落于阴道深处，两个球必须都保持在合适的位置，这样才能让它们在阴道内不掉出来。练习者可以通过抬起上部的球来抬起下部的球，并让耻骨直肠肌和阴道深层肌肉交替收缩。

这种交替的肌肉收缩对性交过程中阴茎的插入和抽出非常关键：收紧阴道深层肌肉，收紧阴道入口，不让阴茎完全抽出；松开阴道口让阴茎再次插入。肌肉的交替收缩对一个有性欲的女性来说很正常也很自然，能让自己与伴侣都得到性生活的快乐！

阴道球最初是用一条绳子串起来的几块玉石。在使用这种玉石球时，练习者不仅要确保它不会掉出来，更要让其尽可能深入阴道。通过移动绳子，女性可以判断出玉石的运动方向，女性也可以在绳子另一端加上不同重量的玉石以增加练习的难度。

人在站立时，耻骨直肠肌收缩，肛直角变小，尾骨被向上提起，这会让玉石相对地面升高。但玉石的升高是由于阴道整体上升了，而非玉石被吸了上去，因此玉石并不会更加深入阴道内部，阴道的负担也不会减轻。

使用阴道球不仅可以让阴道入口关闭得更紧，还能让练习者交替使用不同部位的盆底肌，同时有助于促进阴道内的血液循环，增加阴道的润滑度。通过分析不同姿势下腹部的推压和膈肌的运动，我们发现了盆底肌两块区域肌肉的拮抗作用：当阴道深层肌肉收缩时，其下部的肌肉会放松，但阴道球会被"挂"在阴道上部而不会掉出来；当深层肌肉放松时，阴道球会下落到耻骨直肠肌上方，为了不使阴道球掉落，耻骨直肠肌会收缩。这一过程非常微妙且复杂，尤其是在主动发力时。练习者需要高度集中注意力，这非常累。

阴道球训练可以提升盆底肌深层肌肉的基础肌张力（并非主动收缩发力），保证骨盆稳定，并在不需额外费力的情况下保持器官处于原有位置。

一个亚洲传统

阴道球源于亚洲，其使用要领并不在于肌肉发力，而在于通过运用身体能量来达到肌肉发力做不到的效果。

悬挂于体外的玉石最好不要超过 4500 克，体外绳子的长度不要超过 50 厘米。因为一旦超过这个范围，杠杆原理会使得盆底肌的负担加大！勃起状态下的阴茎也可以悬挂同等重量的玉石，这锻炼的是技巧和控制能力，显然不是肌肉本身……

使用阴道球的关键是，练习者要感受哪种动作可以将阴道球推向外部，并使耻骨直肠肌被迫收缩；哪种动作可以将阴道球向内吸。这个过程可以帮助我们理解体内的运动，非常有意思。

或许在进行多次阴道球训练之后，盆底肌的基础收缩能力会更加持久，主动发力收缩时练习者更不易疲劳。此外，每个阴道球内部还装有一个小球，在阴道球运动的过程中，内外小球会碰撞、振动，就像一些人用来解压的保定铁球一样。这种振动会诱发球体的细微运动，进而促使随机部位的肌肉进行小幅度收缩，这能够有效提升肌张力（持续性的肌肉收缩，非主动发力）。

如今，阴道球种类繁多，并被赋予了各种特殊的"魔力"。但如果练习者使用不当，它可能就毫无用处。

可视化盆底康复训练

这种盆底康复手段由助产士多米尼克·郑定（Dominique Trinh Dinh）发明。首先，患者要半坐在检查台上，膝盖弯曲，双脚放在桌子上，两腿分开。之后，治疗师会将手指放入患者的阴道中，让患者想象自己的阴道是一个"山洞"，并试图升起"吊桥"（即耻骨直肠肌），关闭阴道口的"窗帘"。在此过程中，患者可以在仪器上看到自己尿道和膀胱在上升，阴道左侧和右侧分别在收缩，等等。

尽管理疗师也会进行相关的培训，但更多情况下还是助产士来为患者进行此类康复训练，我们称之为"盆底的认识与控制训练"（connaissance et maîtrise du périnée，CMP康复训练）。

这种训练可以让患者清楚地观测盆底不同肌肉的运动；这并非为了增强耻骨直肠肌的力量，而是让患者学会控制盆底的不同肌肉，更好地了解盆底肌肉群。

此外，多米尼克·郑定曾上过我的课，也了解我的研究内容，因此她还在这种可视化训练中引入了"胸腹腔压力"的内容，并着重指出了"不要向下推"的重要性。

这种康复训练对我关于康复治疗的研究做出了非常好的补充：我提倡的康复方法是从人的整体性、体态和呼吸方式出发，并将盆底作为一切发力的起点（这其实是一种"不需要接触"的盆底康复训练）；而该训练始于盆底肌训练，患者需要学会控制阴道内部的肌肉收缩，并关注腹压变化和呼吸方式。

在 CMP 康复训练中，女性患者可以看到自己阴道内部的情况，以便精准控制盆底肌以及相关肌肉，这对她们的日常生活（尤其是性生活）帮助很大。患者必须定期在不同姿势下训练相关肌肉，坚持数月，才能收到较好的效果。这是提高相关肌肉的张力的必要途径，但与西医思维刚好相反，因为西医只图快！

在整个康复训练过程中，助产士会一直在患者身边（并且其手指要在患者的阴道中待 20 分钟到 30 分钟）。助产士和患者的关系会因此变得更亲密，两人会产生更多的沟通，这可能帮助患者解决其他方面（比如心理方面）的问题。

但是这种康复手段也有局限性：有些女性反感别人触碰自己的阴道，或她们对相关的盆底肌没有感觉（可能是出于神经损伤、尾骨问题或心理问题），阴道成像过程也可能遇到困难，比如有些人可能无法接受这种可视化康复方式。

对某些女性来说，电疗会更适用（至少在康复初期是如此），因为她们在心理上无法接受这种手指"插入"阴道的 CMP 康复训练。随着康复的推进，情况可能渐渐好转，患者也许会讲述其以前的，甚至是隐藏的心理疾病，盆底问题也会慢慢消失。有些患者可能不仅需要接受康复治疗，还需要接受深入的心理治疗。

盆底康复训练（还有怀孕、分娩和喂奶）可以帮助患者发现各类问题，并让患者更好地认识自己的盆底。为了对患者进行个性化治疗，助产士可以采用不同的盆底康复训练。

几点额外的建议

上文中，我们研究了各种"深入阴道内部"的康复训练，并分析了它们各自的优势和局限，不难发现：如果康复治疗不注重患者身体的整体性，不关注患者在体态、呼吸方式、心理等方面的问题，其效果常常会令人失望。病情可能在康复后复发，尤其是在接受手术之后。

在康复过程中，患者不应仅简单地进行耻骨直肠肌的收缩和放松训练，更应该在日常生活中养成良好、健康的生活方式，避免向下发力，并减少重力对盆底的影响。

体检时，医生应关注患者的体态问题（要考虑各种风险因素，尤其是韧带过度松弛等因素，这对长期评估非常关键），并在此后的康复训练中纠正患者在体态、呼吸方式和关节活动（尾骨、骶髂关节……）等方面的问题。解决上述所有问题显然耗时耗力，需要求助于不同领域的专家。

盆底检查：论姿势的重要性

合理的康复训练应包含在多种姿势下的训练。由于重力作用，盆底肌需要和其他肌肉群一起工作，比如臀肌、内收肌、腹肌……但是进行康复训练前的健康评估必须在中立位下进行：患者平躺，背部不要抬起，颈椎伸展，如果需要，患者可以在枕骨下垫一个小枕头，通过伸展脊柱来实现骨盆后倾（这时才是真正的中立位），膝盖弯曲，脚掌着地，双腿平行分开，宽度与骨盆一致。健康评估时的姿势、盆底康复训练时的姿势（半坐着，双膝分开）和常见的分娩姿势不同。

在确保患者处于中立位之后，医生就可以进行相应检查，评估不同姿势对盆底肌弹性的影响——例如，在检测阴道侧壁深层肌肉时内旋股骨、在用错误的方式吸气时膈肌抬起对盆底的影响。

盆底病历：一个新颖的建议

在患者受到创伤或患病之前，我们从来不会想到评估其盆底的情况。很多人直到问题出现，或在分娩后的康复环节才知道盆底的存在。因此，现代医学尽管在女性怀孕、分娩方面的流程非常完备，但似乎从未对盆底足够关注。患者的病历只会记录此前盆底撕裂伤或阴道痉挛的经历，因为在这些情况下，女性需要得到额外的看护。

同样，我们也不会询问产妇是否有慢性便秘问题、能否主动调动盆底肌、是否有骨盆不对称等异状，更不会检查其盆底深层肌肉（尤其是髂尾肌）是否太过僵硬。

然而，多次触碰阴道可以让女性对自己的盆底肌及相关肌肉活动更加敏感，帮助她们更好区分盆底的不同部位，并学会如何通过变换体态和呼吸方式来活动自己的盆底肌，甚至还会让她们谈及更复杂的问题。通过教授孕妇与盆底相关的知识，医生和助产士可以为孕妇提供一种新的备产和分娩策略。

备产过程中的每一环节都应引入"盆底"这一概念，并注意调整孕妇的体态和呼吸方式，尤其要让孕妇学习通过中断呼气来向下发力。

健康自测表

一份健康自测表可以帮助女性自行评估盆底状况，让她知道从哪里开始检查、自己的身体在分娩后发生了什么变化、盆底康复训练的效果如何等，而非单纯评估肌肉收缩能力。自测表应注重结果：病情是改善了，恶化了，还是趋于稳定？

在自测之后，女性可以更清楚地了解自己的荷尔蒙水平和饮食情况，知道哪些方面需要改善以及应如何锻炼自己的盆底肌。

在我的提议下，数位研究盆底的专家在法国布鲁埃妇产医院共同编写了下面这份自测表。这份自测表可以帮助你评估自己的盆底情况。它主要针对孕妇，但其他人也可以使用。

当你感觉盆底异常，或发生的一些事可能影响盆底功能时，你可以对照这份问卷进行自测。该问卷也可用于康复阶段，用来评估康复效果。

自测表

- 你是否经常运动？
- 你有长期咳嗽的问题吗？

- 你有便秘的苦恼吗？这一问题是从小就有，还是怀孕后出现的？

- 你有排便困难的症状吗？

- 你是否有痔疮？是平时就经常有还是只在怀孕期间有？

- 你有排尿困难的症状吗？具体情况是怎样的？

- 你在用力时（咳嗽、打喷嚏、运动……）会漏尿吗？从不，有时，还是经常？还是说，只在怀孕期间出现该情况？

- 在怀孕前，你会起夜排尿吗？

- 你很难憋住排气或大便吗？

- 在站立时，你的下腹部会有坠物感吗？

- 你是否感觉到"阴道里有小球"？

- 你的盆底、外阴和肛门感觉疼痛吗？

- 你在进行性行为时感觉疼痛吗？

- 你的尾骨会有痛感吗？你曾经历过尾骨损伤吗？

- 你的下背部感觉疼痛（比如坐骨神经痛）吗？这种情况持续多久了？

对产后的女性，还有以下附加问题：

- 你是否做了外阴切开术？有没有会阴撕裂伤？有没有伤口缝合？如果有，一共有几处？

- 分娩时盆底部位是不是很痛？

- 在分娩时，医生有没有用产钳或者其他辅助器具？助产士有没有推或压你的肚子？

- 你是在医生的帮助下取出胎盘的吗？
- 你产后的性生活是否因为盆底部位形态改变而受到影响（疼痛、感知丧失、快感减少……）？

外部辅助器具：护腰和子宫托

上文已经介绍了护腰，它可以支撑骨盆，改善静态站立时的体态，尤其适用于怀孕期间和产后。护腰对一些职业活动（需要站立工作、搬运、背重物……）也非常有用，并且适用于一切体育运动。

在这里我想再深入介绍一下已经造福人类很久的子宫托。在过去，子宫脱垂手术很少见且风险很高，而子宫托可以帮助女性（尤其是年龄较大的女性）解决子宫脱垂问题。

以前，子宫托是一个比较坚硬的圆环，女性将其放入自己的子宫内，卡在耻骨联合后面，这样可以防止子宫（还可能连带着膀胱和肠道）脱垂到阴道中。但是，过去子宫托必须由医生负责给患者佩戴、摘除及清洗；在两次换洗之间，子宫托在阴道内可能放得太久，从而引发感染和轻度发炎。此外，那时子宫托的设计还不够完善，子宫颈容易下滑到子宫托圆环中间的空心处，并被进一步拉长。简而言之，子宫托在过去只是一种临时性的修补方案！

新型子宫托：教育意义和预防性共存，治标也治本

现在，德国医生阿拉宾（Arabin）博士发明了新型的"立方体子宫托"。这是一个每面都呈蜂窝状的立方体，使用的材料（硅胶）相当柔软。女性要把子宫托捏小后才能放入阴道，在调整体态和呼吸后将其放于正确位置，让其尽可能靠近阴道深处，贴靠于阴道内壁。

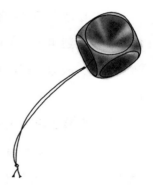

这种子宫托会通过蜂窝状的表面吸附住阴道内壁，从而让阴道深处没有任何空隙，因此女性的子宫就不会脱垂了。当需要取下子宫托时，立方体的一角脱落之后，女性就可以轻松地用拴在立方体上的小绳将其拉出。当然，不能在吸盘吸附阴道内壁的状态下就将子宫托向外拉……

对一些女性来说，使用这种子宫托让人感到非常安心，因为坠物感消失了，子宫脱垂引发的从盆底至骶髂关节以及下背部的疼痛也消失了。这种子宫托其实发挥了"内衣"的作用，支撑着子宫使其不会脱垂。这不仅能防止病情加重，还能让阴道深层肌肉保持基本张力。

放入子宫托后，女性一般不会感到不适（就像女性对放好后的卫生棉条无感一样）。这种新型的子宫托可以由女性自己在早晨戴上，睡前取下（因为平躺时盆底不会像站立时那样受重力的作用，所以没必要使用子宫托）。女性可以自行安排子宫托的使用时

间。有些女性（尤其是年轻女性）每月中会有几天子宫颈的位置较靠下，需要使用子宫托；子宫位置正常的时候则无须使用。在需要长时间站立或运动时，或疲劳、咳嗽等情况下，有些女性也需要戴上子宫托，以避免腹压过高。在月经来潮和性交时，女性应将子宫托取出。

这种子宫托适用于所有年龄段，尤其适合刚刚出现器官脱垂问题的年轻女性（以产妇和喜欢运动的女性为主）。对上述人群来说，器官脱垂症状还很轻微，并且可能还有生育意愿，没有必要采取手术治疗。但这些女性需要每天正常生活、走动、带孩子等，有的还会经常做运动……放任问题不管只会使其愈发严重。子宫托可以阻止病情恶化，并且改善深层肌肉的肌张力。

对子宫托存疑？

有很多女性不愿意使用子宫托，觉得这是"不自然"的。确实如此，但盆底无法正常工作，我们必须设法治疗。并且，我们每天也会穿内衣、穿鞋，有人还会戴眼镜……日常生活中有太多东西是"不自然"的！

女性在佩戴子宫托前需要接受相应培训，了解自己的身体构造，并且在佩戴前还要将手指伸入阴道中，进行自我检查。这种自我检查具有积极意义，它不仅可以改善盆底功能，还能检查出自身是否有伤口或异常分泌物。

女性在上厕所时无须取出子宫托，因为用于支撑脏器的盆底深层肌肉与控制排便、排尿的肌肉并非同一肌肉。事实上，盆底深层肌肉对直肠或膀胱前壁的反作用力反而会促进排便和排尿。

因此，子宫托不仅能治标，更能治本。

一个棘手的问题：选择合适的尺寸

佩戴子宫托最大的难点是确认器具的尺寸，这需要专业人士来处理。在德国和加拿大，子宫托已被广泛使用，但在法国，子宫托还不为大多数人所知，进入市场也只是最近的事。

十年来，我不得不从瑞士为患者进购子宫托。期间我还一直鼓励多位妇产科专家写有关子宫托的文章，并培训了一些助产士和理疗师，建议他们让患者在康复阶段使用子宫托。过去，大部分法国人反对一切需要使用器具（如护腰和子宫托）的康复手段。现在，越来越多的人开始了解子宫托，但还有很多医生不建议使用子宫托。不过，现在法国的理疗师已经可以开具子宫托的处方了，这对相关信息的传播非常有帮助。

确定子宫托的尺寸是个经验活儿，需要医生通过临床"触摸"来判断。同时，专业医生也应了解子宫托的工作方式，并将其传授给患者。女性在使用子宫托几个月后要更换更小的型号，因为这时阴道的肌张力已经增强，筋膜的强度同样也提高了。

与使用子宫托相关的培训还有待进行，因为医学课程中并未涉及这一部分的知识，医生、助产士和理疗师都对子宫托不够了解。虽然子宫托不能解决所有问题，但我们不应出于固有观念或无知就完全否定它。使用子宫托没有风险，这与效果通常不可逆的手术不同。

　　虽然也有一些法国厂家会设计、生产子宫托，但这些产品远没有阿拉宾博士设计的立方体子宫托那样柔软，所以常会引起患者的不适。

无接触的盆底康复训练

从整体性入手

瑜伽

　　瑜伽显然是最注重整体性的康复方法。很多现代形体运动技巧都来源于瑜伽这一古老的运动，比如普拉提（但普拉提含有的舞蹈动作会改变患者的呼吸方式，而且其中一些腹肌训练的动作，就如同很多训练腹直肌的动作一样，是错误的！）、"柔软体操"和优动宜（eutonie，即亚历山大技巧®）[1]的灵感都来源于瑜伽。武术中的一些动作也与瑜伽有异曲同工之妙。

　　瑜伽有很多不同的类型，如眼部瑜伽、能量瑜伽和睡梦瑜伽

---

　　① 优动宜是德国人格尔达·亚历山大（Gerda Alexander）创立的一种非传统的医学训练方法，也被称为"亚历山大技巧"。该方法将身体和意识联系起来，主要通过关注日常活动中的平衡、姿态和协调功能，来缓解训练者的紧张与肌肉压力。此方法有时也用于分娩后的盆底康复。——编者注

（睡梦瑜伽源于精神医学和催眠术）。很多瑜伽包含冥想训练，身体姿势千变万化，这些都让瑜伽非常多样。最基础的瑜伽是哈他瑜伽，其中有很多基础的体式不仅可以帮助我们非常精细地控制肌肉（不光是"看得见的"肌肉，深层肌肉也能得到训练），还能帮助我们调节呼吸方式、保护脏器、改善消化功能和循环功能。哈他瑜伽的几大基本原则包括可视化、聆听内心、力量与柔韧、肌肉弹性和张力的平衡。瑜伽会让我们学会抵抗重力，把注意力放在平衡与能量上。

基础练习："身体锁"

"身体锁"主要练习控制膈肌上升并维持其在一定高度，是一种牵涉多块肌肉的训练：盆底肌训练（根锁，要收缩肛门）、假性胸腔吸气下的胸膈肌训练（腹锁）和声门训练（喉锁）。

事实上，以上提到的三个部位相互联系，假如胸膈肌被卡住，或颈部不在正确位置上，盆底就无法上升。任一部位的上升都会让另外两个部位更加灵活。

在进行康复训练或发力训练时，我建议将盆底肌和膈肌轮流用作"发动机"。只有正常呼吸以及颈部处于正确位置时，膈肌的上升才能为训练提供动力。下文会清晰地展示体态与呼吸共同发挥作用的过程。通过观察假性胸腔吸气练习（参见第 131 页）时的核磁共振影像，我们可以了解腹腔脏器的运动、膈肌的移动以及所有相关夹角和关节的变化。这种"内部"练习的效果不可能通过锻炼"外部"肌肉达到。

高阶练习

调息法是一种致力于研究控制呼吸的高阶练习，它包括多种呼吸训练，可以帮助我们的身体引流，排出废物。调息法中有一种特殊的呼吸方式，据说可以"清理大脑"。这是一种非常深的呼吸，会影响血液中的气体成分，甚至会引发盆底肌的强直性痉挛。因此，这种训练对身体作用虽然不是直接的，却非常强烈。调息法伴有较大风险。只有练习瑜伽多年的人士才能进行此类练习，并且必须在熟悉自己身体情况的老师指导下进行。

低压式腹肌训练

对神经生物学的研究可能为盆底康复训练、腹肌训练，甚至为认识人体的整体性提供更广阔的思路。低压式腹肌训练方法非常科学，并可以测量出相关动作的生化效应以及运动反射模式。这种训练不仅可以增强腹肌的肌张力，还能锻炼盆底肌深层肌肉。

最基本的动作是腹式呼吸，这种情况下膈肌上升的幅度高于一般呼吸方式，并需要调动其他肌肉，如前锯肌。该训练的姿势和瑜伽训练相似，尤其是假性胸腔吸气，但训练要求不同，训练方法也更着重提升身体的整体性。

临床效果

"低压训练技术®由马塞尔·考弗里茨（Marcel Caufriez）

博士于 20 世纪 80 年代初发明，包括一系列使腹压和胸压快速下降的体态训练。从生理层面来看，该训练方法会刺激呼吸中枢，并导致所有与呼吸相关的肌肉（包括盆底肌和腹肌）都在一定姿势下保持基本的肌张力。

"临床结果表明，该训练方法的好处有以下几点：显著减小腰围（女性使用此法三个月后腰围平均减小了 8%）、明显改善小骨盆及其内部的血液循环、有效预防阴道前壁膨出（因为降低了腹压）、减轻背部和腰部疼痛、全面增强爆发力和无氧运动能力（更不易酸中毒）、提升性能力（对男女都有效）……

"低压式腹肌训练项目多种多样，根据训练目标及针对的人群分为若干模块：（产后）低压训练、腹式吸气、压力转移方式、动态低压体操、低压舞蹈……"

马塞尔·考弗里茨

唱歌

歌唱得好离不开良好的姿势以及对膈肌、声门、声带和口腔的正确运用。以上这些都需要盆底肌发力。穿戴护腰可以支撑骨盆（这完全不会阻碍腹式呼吸）、改善体态、提高歌唱水平，这对初学者和已经出现器官脱垂、腹股沟疝问题的患者十分有帮助。

一定要注意呼吸方式！

有一些声乐学校教授的腹式呼吸法会向下压膈肌，伤害到盆底，并导致腹部变形。相反，另一些学校教授的方法则会确保膈肌处于正确位置，并且对膈肌予以支撑，让腹腔中的膈肌就像气缸中的活塞一样；这种情况下歌手的腹部不会变形，同时也能更好地呼气。

对专业女歌手进行的盆底检查说明了很多问题：有一位女歌手的盆底已经完全被"打穿"了，吸气时盆底和腹腔脏器会下降；而另外一位歌手的盆底非常有力和有弹性，可以大幅升高，这是膈肌灵活性超强的表现。

能量疗法

能量按摩（massage énergétique）[1]、针灸、气功都会对盆底起作用，但其媒介并非肌肉，而是一种比肌肉力量更高阶的东西。目前，一些专家正在研究用电刺激特殊点位（尤其是在小腿下部靠近脚踝的位置）所带来的效果，期待有一些"触发点"可以解决排尿问题，尤其是尿潴留。这些针灸点位同样也可以通过按摩（指压）来刺激。这些研究让我们对能量疗法满怀期待。

通过"想象"训练

所有运动都不只是单纯的肌肉收缩和放松，循环系统的运转也不仅依靠血液流动，大脑神经的控制和可视化的观测都能对运

---

[1]　能量按摩起源于印度，于约两千年前由古希腊人引入欧洲，一般被认为是具有亚洲特色的护理方法。它注重身体的整体性和身心协调，旨在缓解疼痛、恢复能量和放松身体。——编者注

动、身体系统的运转起到辅助作用。

美国国家航空航天局进行了一项研究，旨在用可视化器具辅助训练肱二头肌：全程不需要肱二头肌收缩或运动，只要激活人在进行肌肉收缩训练时会被激活的大脑区域，就能锻炼肱二头肌。我看过另外一些肌电图，结果显示可视化腹肌训练同样有效。

有一些静态的肌肉收缩训练，比如腹肌训练、臀肌训练，也能同时训练到盆底不同部位的肌肉，这种方法和上述发生在大脑中的训练殊途同归。

东方舞蹈

东方舞蹈（身体的"波浪"动作、扭腰等）会让膈肌、骨盆和深层腹肌都活动起来。要注意，舞者的手臂从不会下垂，即使在腰部上下起伏的动作中也如此。

只要能让膈肌动起来，且不阻碍股骨外旋，其他类型的舞蹈或许对盆底也有好处。

性行为

让盆底康复的好方法：性高潮

性刺激会促进身体分泌催产素，这是一种能让人感到愉快的荷尔蒙，并会对人产生整体影响。荷尔蒙会在血液中循环流动，不同的身体部位受到的影响也不完全相同。

女性在性高潮时，盆底深层肌会反射性收缩，耻骨直肠肌进而会放松（而不是收缩，因为阴道打开后阴茎才能进入）。男性在性高潮时，盆底深层肌肉同样会收缩，耻骨直肠肌放松，从而引发射精。其实，最完美的盆底康复训练就是……性高潮！不过，无论是主动的肌肉收缩，还是耻骨直肠肌训练都无法帮助我们达到性高潮。

但是，通过了解、主动调用乃至训练盆底肌，我们就可以改善整个盆底的血液循环情况，并可能产生性欲……

理疗中的高潮不可取！

似乎很少有人在进行盆底康复训练时出现性高潮。这不仅会让患者本人和理疗师感到不适，还会引发有关"医生工作权限"的问题。要知道，现在的盆底康复训练已经开始使用阴道球了，但人们仍然将这种器具和性行为联系在一起，而不将其视为治疗失禁的康复用具。

如果盆底康复训练可以不局限于括约肌，而更关注盆底功能的整体性（这样的盆底康复训练肯定更有效），那么"无接触"盆底康复技术就能更有针对性地为患者所用，避免出现乱用器具的情况。让患者们组成小组一起进行盆底康复训练也许能很好地应对理疗中出现的微妙情况，毕竟有一些理疗方法需要直接触碰隐私部位。

|第七章|

盆底急救箱

盆底问题并非无法避免！

现在，让我们来总结本书所讲的内容，并给你提供一些日常生活中能用到的简单易行的训练方法。这些方法可以保护你的盆底，巩固康复治疗或手术的成果，并改善盆底各项功能。

预防：必备小贴士

膀胱功能

不要把盆底问题和膀胱问题混为一谈，水龙头和储水罐可不是同一个东西！

不建议的做法

- 下意识地长时间收缩盆底肌。
- 总是一有尿意就去上厕所，或是短时间内多次上厕所，或是为了避免尿急而提前排尿。这些做法只会影响膀胱的储尿能力，导致尿急的情况越来越多。
- 为了排尿更快而用力。
- 中断排尿——除非只是为了测试一下括约肌的能力。

- 喝水过多。这不仅会加大肾脏的压力，增加排尿次数或撑大膀胱，还会让很多维生素随着尿液流失。
- 为了避免出现"意外"而喝水过少。这对肾脏而言非常危险，对心脏和皮肤也不好，还会增加尿路感染和便秘的风险。

小贴士

- 咖啡、茶、啤酒、白葡萄酒、某些矿泉水和一些蔬菜、水果都是利尿的。喝它们会使尿量变多，进而增加肾脏的负担。
- 糖——甚至阿斯巴甜——会刺激膀胱。有些人对糖的反应更大：喝饮料或吃糖之后，他们的膀胱会变得非常紧缩。当然，糖尿病患者摄入糖后受到的影响更明显，但是一般来说他们会控制饮食。
- 长途旅行和倒时差常会增加尿液量，并且影响正常作息，尤其是睡眠。
- 尿液生成量会随年龄变化而变化。老年人在夜晚的产尿量往往更多，这也是为何他们经常需要一大早或半夜就去上厕所。

建议的做法（至少也要尝试一下！）

- 当尿意已经很明显时就该去上厕所了，不要等到"最后时刻"才去。

- 学会通过评估尿意大小和排尿量多少，来确定在什么程度的尿意下上厕所最合适。

- 排尿时不要额外用力，必要时可以动一动，尽量排空尿液。用坐便器时身体要前倾（女性、男性都适用）。

- 如果感到开始排尿时或排出最后一部分尿液时有困难，可以尝试收缩下腹部的肌肉，而不要鼓起腹部、向下发力。发力的过程应当自下向上。必要时可以用手把腹部向上送（尤其是刚做完剖宫产的女性）。永远不要从上往下发力，也不要鼓起腹部。

- 学会用传统医学的方法来辨别尿液的质量：如果尿液的气味强烈，颜色深且浑浊，就说明你要多喝水了；如果尿液清澈并且气味淡，则说明饮水量适中。如果尿液完全无色，就说明你水喝太多了。（注意，吃过芦笋后，尿液气味会较重，但是这不会有危险！）

- 尿急时，不要同时收紧腹部和盆底肌……尝试着只收紧括约肌，保持正常呼吸，不要只进行胸式呼吸。腹部也不要刻意向内收缩或下压，而是让腹部放松下来。尿急与盆底肌的收缩力量大小无关，而与膀胱的敏感程度有关。你如果经常尿急，可以尝试通过转移注意力的方法缓解：比如，算一下100 减 5 等于多少，95 减 5 又等于多少？以此类推。

肛门功能

不建议的做法

- 第一次便意出现（以及随后每次便意来临）时尝试憋便。
- 排便姿势不正确，马桶座面过高，身体后倾。对儿童来说，排便时臀部可能"陷进马桶里"。
- 为了排便而鼓起腹部，憋气向下压。
- 患有出口梗阻型便秘，却服用泻药帮助排便。

建议的做法（至少也要尝试一下！）

- 诀窍就是要"排空"：两次便意之间，直肠壶腹必须处于排空状态。这样才不会出现漏便、便秘、产生气体、发力错误和盆底肌疲劳等问题。
- 一有便意就要去上厕所。一般便意会出现在早餐后不久；对儿童来说，可能每餐之后都需要排便。
- 改善排便姿势，身体前倾。使用坐便器时可以将脚部垫高，以模仿"蹲便"的姿势。蹲便时双脚平行蹲下。
- 保证饮水量充足，保证膳食结构中膳食纤维和粗粮占比合适。
- 不要吃太多高纤维食物，因为它们会在肠道中产生大量气体。
- 了解哪些食物会导致便秘，哪些会通便——这常常因人而异。

- 如果分娩后排便疼痛，可以借助干净的卫生巾在排便时从前面扶住会阴或伤口缝合处。
- 如果有痔疮，可以在排便时加大身体前倾幅度，并用手指从后面向下压一下尾骨。
- 如果便秘，可以使用甘油栓剂。如果便秘问题较严重，可以采用灌肠法。

小贴士

- 大便呈液态是不正常的，必须找出原因对症下药。

- 有些食物可以被人体完全吸收，即能被完全消化掉，不会有残余，因此也不会有粪便产生。最常见的例子是大米，它确实不会"引发便秘"，但这只是因为它能被人体完全吸收。母乳喂养的婴儿一般不会有大便。在肛门括约肌接受手术之后，医生也常会给患者专门开具饮食清单，避免患者排便。

- 肛门括约肌无力的话，有一种棉条（在法国还很少见）可以像栓剂一样放入直肠，防止漏便。这种棉条是一次性的，使用成本偏高。但在某些情况下使用它，确实无比安心。

对抗器官脱垂

器官脱垂是一种病理状态，一旦发生，就无法通过肌肉训练完全康复了。

即使进行了器官脱垂手术，患者也要在术后注意避免病情加重、复发或者转移（例如在切除子宫后，膀胱和肠道出现脱垂情况；或是在腹股沟疝手术后，另一侧又出现新的疝气……）。

器官脱垂常与两种原因有关：一是身体的某一部位存在薄弱点（与肌肉组织无关），比如某一组织（尤其是胶原组织）过于松弛（与肌肉训练无关）；二是患者在日常生活中发力方式不当，常常从上向下发力。在任何情况下（尤其在错误发力的情况下），一定要"停止向下推"，也就是说，在吸烟（会导致咳嗽）、便秘、做腹压高的运动或进行错误的腹肌训练时，不要再向下发力了……要养成健康的发力习惯。

我们将提供一些简单的小建议，帮助你调整自己的体态和呼吸方式，还会推荐一些保护盆底和背部的器具，帮助你改善身体循环、消化和腹肌功能，从而对抗器官脱垂。

坐姿

每天我们都会有大量时间坐在椅子、沙发和（汽车、火车或飞机的）各种座位上，我们的盆底、背部还有自主神经系统（呼吸、循环、消化等）都会因久坐受到不良影响。

但是，席地而坐的人并不会出现这类问题，无论是盘腿坐、伸腿坐，还是像日本人那样跪坐。

不建议的做法

• 身体向后靠在椅背上，瘫在椅子上。

• 跷二郎腿或双腿悬空。

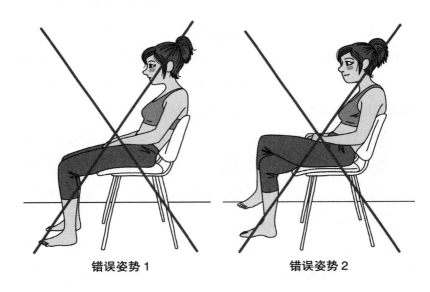

错误姿势 1　　　　　　　　　　错误姿势 2

建议的做法（至少也要尝试一下！）

• 调整坐姿，保持股骨和背部之间夹角为 90°（根据身高的不同，可以搭配不同高度的垫脚物）。忘了椅背的存在吧！

• 双臂放在桌面上，小臂放松，不要耸肩。

- 可以尝试使用瑜伽球座椅，可用于办公、熨衣服和哄小孩睡觉。也可以在椅子上垫一个像小球的特殊坐垫。这种球形让我们不会后仰或跷二郎腿，保持良好的坐姿。

- 如果要席地而坐，可以买一个坐垫。

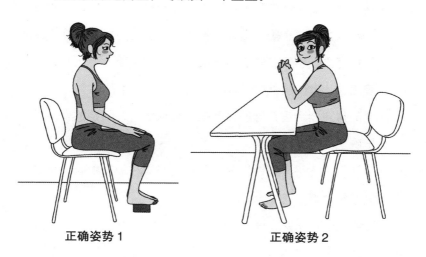

正确姿势 1　　　　　　　　　　　正确姿势 2

站姿

保持良好的站姿很难，因为我们的背部力量已经因久坐而下降了。很多人背重物的姿势也有误，不知道如何旋转骨盆。

不建议的做法

- 为了不反弓腰部而收紧腹肌。

- 肩膀前倾，双手拿重物。

- 抱着婴儿，让婴儿靠着自己的肩部，肚子前凸。

- 用婴儿背带将婴儿背在胸前。这时你的身体会为了抵消婴儿的重量而努力向后缩，或是肩膀努力向前伸。

建议的做法（至少也要尝试一下！）

- 站立时，要从盆底和股骨开始保持全身直立，尽管这和我们一般以为的"正确"站姿并不相同！要努力挺直脊柱，腰部保持直立，不要驼背也不要反弓背部。想象自己正背着一个登山包，身体从骨盆到肩部要成为一个整体。
- 头的位置要合适，想象自己在用头顶东西，不要耸肩，正常挺胸。
- 身体重心比平时稍微靠前一些，最好落在脚掌中间，而非像搬重物时那样落在脚后跟上。

盆底上方不应受到任何额外压力。站立时骨盆下口应该是"关闭"的，即骶骨应做"反点头"运动，盆底肌、腹肌、臀肌都不用主动收缩发力。在站姿下，臀肌等相关肌肉要保持基本的张力，让我们可以自由地进行腹式呼吸，不产生额外的腹压。腹腔脏器在腹式呼吸过程中，应贴于脊柱并"悬空"。

发力方式

所有需要发力的动作（上床、起床、从椅子上站起、抬起重物、推或拉动一个物体）都需要呼吸进行配合。呼气从盆底开始，继而带动脏器回升。只有这种呼吸方式才能保护我们的背部，并且不会将腹腔脏器向前、向下挤。对产妇来说，这种呼吸方式简单而重要，因为发力方式不当可能引起宫缩。如果产妇经历了剖宫产，不当的发力还会作用在瘢痕上，造成疼痛。如果产妇可以在运动时收紧盆底肌并由下往上呼气，她就不会出现错误的推力，因而完全不会疼痛。这个由下往上呼气的过程和"挤牙膏"很像。

小贴士

有一种可以支撑骨盆的护腰，这种护腰并不会完全包裹住腹部，但可以保护盆底，减轻重力。这种护腰适用于所有人，无论是长时间站立、搬重物、走路、运动还是背部力量薄弱的人，都可以使用。这种护腰并非给我们提供支撑的束胸，而是会刺激腹部和背部的深层肌肉，使我们站得更直，并帮助我们改善体态和呼吸。这种护腰特别适用于孕妇、产妇、背疼患者、每天晚上下腹部会有坠物感的女性、需要长时间站立工作的人以及运动员。

孕妇专用护腰，产后也能使用

日本女性在产后会佩戴一种符合人体工学的护腰，它不会收紧腰部，也不会压迫脏器（因为没有弹性），反而能使骨盆闭合、各器官回到原位，同时让产妇保持呼吸畅通。这种护腰可以使女性在产后快速恢复身材，不必担心腹部走样。这种护腰可以配合上文提到的支撑骨盆的护腰使用。

在怀孕期间，孕妇可以在以下情况中使用该护腰：

• 有下坠感；

• 腹部异常紧张；

• 需要长时间站立工作；

• 双胎妊娠。

这一腰带可以帮助孕妇放松腹部并改善呼吸。

在产后，它主要适用于：

• 分娩后六周内的产妇；

• 所有生育过、特别是有过剖

  宫产的女性。

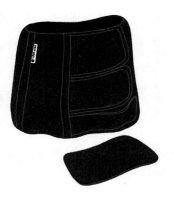

产后第一周，她们的盆底、背部和腹部肌肉还比较脆弱，尚无法适应突然的"空缺"。许多母亲刚分娩后，腹肌还过于膨大，她们觉得自己无论是在站姿还是在坐姿下，都需要更多的支撑。

无论是站姿还是坐姿，这种护腰都可以很好地支撑腹部，改善体态，在不削弱背部和腹部肌肉力量的前提下帮助产妇恢复正常身形，而且不会对盆底造成压力。

这种护腰还可用于预防腹直肌异常分离。此外，护腰还可以加长，以适应女性在产前及产后不同时期的身形。

不建议的做法

- 在发力时憋气或鼓起腹部。

- 向前俯身时腰背未挺直。

- 起立时或拿高处的物体时背部反弓。

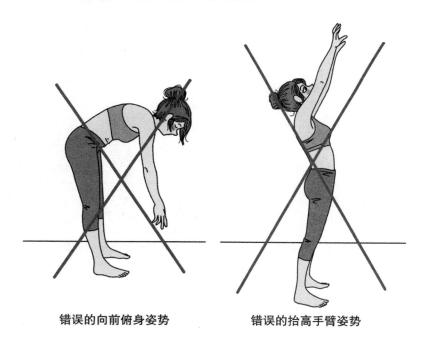

错误的向前俯身姿势　　　　　错误的抬高手臂姿势

建议的做法

- 下蹲或俯身时，从腹股沟位置弯曲身体，背部保持平直。

- 做任何动作时都保持背部平直，就仿佛身体后部从骨盆到肩部被一块硬板卡住一样。

- 正确的蹲坐姿势须弯曲膝盖，且加强臀部肌肉的力量。

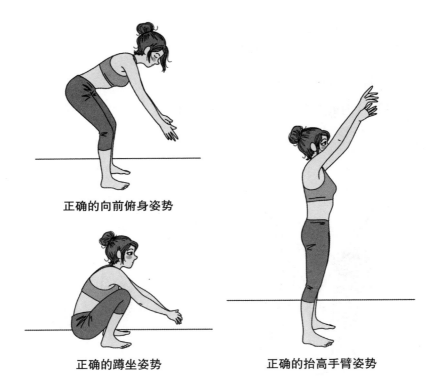

正确的向前俯身姿势

正确的蹲坐姿势

正确的抬高手臂姿势

小贴士

- 即使你的盆底肌无法活动，或者说你感觉它无法活动，你也可以通过将尾骨向前移动的方式确保骨盆处于正确的位置（很像动物夹起尾巴或是给婴儿穿纸尿裤的动作）。你还可以想象自己在收缩盆底肌，并着重感受呼气时腹腔脏器随膈肌的上升而回升，腹压随之减小。

- 盆底疼痛时（例如在分娩后），收缩盆底肌并不会加剧疼痛，此时收缩盆底肌和呼气可以为盆底区域和下腹部提供保护。其原理就好比我们会下意识地用手支撑自己疼痛的地方，剖宫产后的产妇也会用手支撑自己的肚子一样。

• 希望所有受背痛困扰的人都能了解：每天保持背部笔直、戴护腰、不弯腰、从盆底开始发力和呼气，对自己的背部和盆底而言是很好的保护，疼痛也会随之消失。这些应该成为我们日常习惯的一部分。然而，改变习惯并没有那么容易，这些动作也不会让疼痛立马就消失，很多人也不会为了预防二十年后可能出现的问题就改变自己当下的习惯！

腹肌训练

常见错误包括：

• 姿势错误：骨盆因腹直肌的收缩而旋转。

• 呼气方式错误：呼气时膈肌因为头部的姿势不对而无法回升。

不建议的做法

• 使肩部靠近骨盆，无论是俯身时还是侧身时。

• 缩短腹直肌。

建议的做法

• 身体要摆正，脊柱正常伸展，头部和脊柱在一条轴线上。

- 做任何动作都应保证"从盆底开始呼气"。呼气时腹部内收，从收缩盆底肌开始再向上收缩腹肌等肌肉。上述动作只有在腹腔脏器有足够回升空间的情况下才能做到。

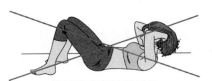

错误的腹肌训练动作：腹部鼓起，而且肩部靠近髋部

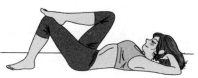

正确的腹肌训练动作：腹部内收，脊柱伸展

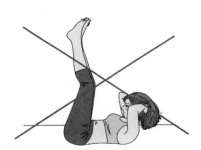

错误的腹肌训练动作：腹部不内收

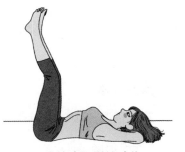

正确的腹肌训练动作：腹部内收

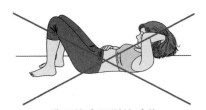

错误的腹肌训练动作：腹部鼓起

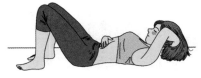

正确的腹肌训练动作：腹部内收，胸部挺起，脊柱伸长

学会在呼气时控制发力！

在呼气时控制发力的方法非常简单：将一只手放于腹部肚脐的位置，在呼气的同时收缩腹部。如果腹肌收缩方式正确，腹部就会向内收，腰会变得更细。此时你的手不会被顶起，而是会随腹部内收下降。

手掌如果被腹部顶起，就说明发力时有向下的推力，这对盆底肌和腹腔脏器都有威胁。

我们如果能一直保持脊柱正确伸展，并保证呼吸和发力的方式正确，那么即使不刻意锻炼腹肌，腹肌也会很有力，并且其他身体部位也会处于正确的位置，腹部也不会变形。

自己就可以完成的盆底训练

最后，我将给大家提供一些能有效锻炼盆底肌的动作。这些动作可以让盆底肌更有"弹性"，而非使它单纯地变硬或变软。显然，盆底肌不能被当作一块孤立的肌肉来进行训练，训练盆底肌要结合正确的呼吸方式、体态和姿势。

坐姿"恢复"练习

- 在坐姿下挺直背部。想象自己正在憋尿，发力，然后放松。感受这个过程中自己的盆底与椅子接触部位的变化。如果感受不明显，可以卷起一条毛巾放在椅子上，然后坐上去，

使毛巾恰好卡于股沟处。这能帮助你更好地感受相关肌肉
（尤其是会阴中心腱）的发力过程。

- 加上呼吸练习。就像憋尿一样收紧盆底肌，随后呼气，同
  时身体慢慢伸展，感受盆底肌在"向上走"。之后放松，自
  然吸气，不要改变坐姿，这时膈肌下降，盆底肌完全放松。
  注意感受呼吸过程中盆底肌的运动幅度。

借助椅子的半桥式练习

此练习的内容非常全面。你如果只打算做一个练习，选这个
就对了！该练习包括"上抬"和"放下"两部分，非常适合增强
盆底肌力量，同时也会使盆底肌放松，变得更有弹性。

- 靠墙放置一把椅子，并将其固定好。
- 躺在地上，双脚踩在椅面边缘处，髋部弯曲超过 90°。臀部
  不要伸到座位下面，靠近椅子即可。伸展颈部，下颌不要
  抬起。手臂贴地，手心向上。
- 呼气，同时抬起骨盆，尾骨随之前移。
- 吸气时，保持身体稳定，直到下次呼气时再将身体稍微向
  上抬起。可以用力将手臂向下推，从而夹紧背部。此过程
  中你会感受到臀肌在收缩，颈部的伸展更充分。在此姿势
  下，盆底肌的运动很有限，但臀肌会帮助盆底肌运动。我
  们在站立状态下也需要臀肌和盆底肌的同时发力。这一动
  作还需要大腿前侧的肱四头肌发力。

如果你在进行该练习的过程中抽筋了，则说明你的腿后腱肌肉群过于紧张。在日常生活中，这会增加腹压。在这种情况下，你需要多拉伸腿部后侧的肌肉以及臀肌……

• 在该姿势下保持一会儿。正常呼吸，同时将手臂放在头部后方，随后慢慢地放下身体，呼吸不要中断。放下身体的过程中脚掌可以自然地翘起，这样既可以避免抽筋，又可以锻炼股四头肌。

在放下身体的过程中，注意感受盆底肌的放松，尤其是耻骨直肠肌向内打开的感觉。

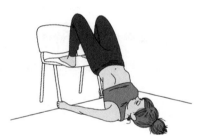 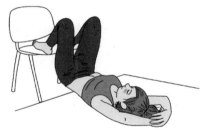

半桥式的上抬动作：臀肌收缩
发力，盆底肌同时收缩

半桥式的放下动作：盆底肌和臀肌
放松，阴道可能感觉吸入了空气

你在放下身体的过程中会感觉有气体进入子宫，而抬起身体时不会出现该情况，因为臀肌将阴道口"关上"了。同时，如果想在身体回落时憋住排气，你就需要收紧肛门，因为臀肌在身体下降时处于放松状态。

你如果比较敏感，就不难发现盆底肌在身体下降时运动幅度更大，无论是收缩还是舒张。因此，你可以根据需要，通过交替进行上抬和放下身体两个动作来有针对性地紧缩或放松盆底肌。

"半桥式"练习可以让盆底肌更加放松，帮助腹腔脏器回升，促进小骨盆和腿部的血液循环，锻炼肱四头肌和臀肌，让脊柱充分伸展至头部，还能锻炼背部肌肉和下腹部肌肉。

对盆底而言，抬起身体时首先会锻炼耻骨直肠肌，身体下降会放松整个盆底肌肉群。

小贴士

一把椅子就可以让训练变得很简单。只要把脚搭在椅面上，既不需要有多好的柔韧性，也不需要掌握如何前倾或者后倾骨盆，我们就可以直接进行半桥式训练，很轻松地抬高身体。

借助小气球或半满的塑料瓶练习

在盆底康复治疗初期，医生总会让患者躺下，用膝盖夹住一个小气球进行发力练习，因为他们认为大腿内收肌可以辅助盆底肌发力。这一练习对姿势、呼吸和发力方式都没有明确要求，而这些却是练习的关键！你会发现双腿夹住气球的时候，盆底肌既可以收缩，也可以放松。

你可以在多种姿势下进行该练习，如侧躺、俯身坐在椅子上、借助椅子的半桥式……

首先试试平躺的姿势。

- 平躺在地上，膝盖弯曲，背部伸展，脚掌贴地，双脚保持平行，双膝间夹一个小气球。收紧盆底肌，随后集中所有注意力夹紧膝盖。这时你会发现，盆底肌无法保持收紧，而是会自动放松。

- 收紧盆底肌，然后从腹股沟开始从上向下收紧臀部，直至膝盖处，就像在"拉上拉链"一样，同时要呼气。这时你会发现：盆底肌并不会放松，而是会上升并被"关得严严实实"，你还感到有更多的力量去夹紧膝盖。这就是业余和专业的区别！前一种动作收紧的是大腿和膝盖，但后一种用的是臀肌。

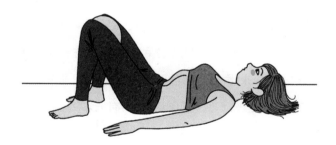

再试试半桥式动作。

- 注意，脚要放在椅面的边缘，不让背部反弓。在双膝间放一个气球或塑料瓶，用力夹紧。感受一下盆底：全然没有发力！只有大腿肌肉在发力。

- 然后尝试用膝盖夹紧塑料瓶的同时抬起身体，这时候盆底肌会收紧。

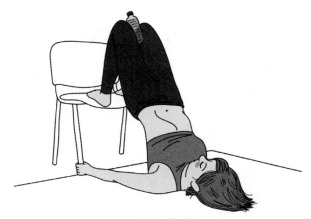

用椅子和塑料瓶辅助的半桥式

- 慢慢放下身体，你会发现盆底肌会随着身体的下落而慢慢
  放松，如果刻意夹紧膝盖，这种感觉会更明显。

  事实上，收缩臀肌可以帮助盆底肌收紧。想要夹紧膝盖，既
可以通过收紧大腿来发力，也可以通过收缩臀肌来发力，这就是
为什么盆底的感觉会因不同的肌肉发力而有所不同。

  你也可以在坐姿下进行该练习。

- 在坐姿下为了增加阻力，可以在收紧膝盖时用手掌（或用
  塑料瓶）将双膝向外推，也可以在分开膝盖时用手掌（或
  用弹力带）将双膝向内推。注意：发力要从盆底开始，向
  膝盖方向收紧肌肉。

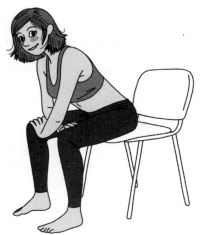

膝盖夹紧，双手向外推

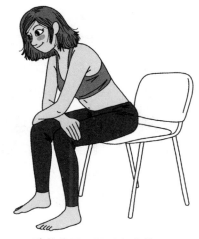

膝盖分开，双手向内推

你会发现，在向前俯身时，盆底的发力点集中在前部，而直坐时发力点则靠后……

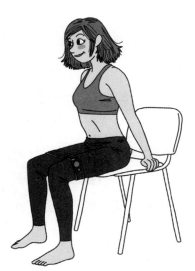

训练盆底前部或者后部的肌肉

- 为了更好地感受盆底前部和后部的不同收缩感，你可以尝试坐一个未充满气的球上或在一个1千克的米袋上，也可以把一个毛巾卷起来放在椅面中间，然后坐在上面……只要坐垫不规则就可以。可以通过变换不同的坐姿来感受发力点的细微差别。

非对称性练习

- 坐在椅子上，背部挺直，收缩盆底肌。呼气的同时一只脚用力踩地，随后换另一只脚。你也许会感觉到一只脚用力着地时盆底肌的收缩并不对称。

- 试一试跷起二郎腿做这个练习。现在你大概可以明白：总是跷二郎腿会加重盆底肌的不对称收缩，下背部的问题也会更加突出！

假如你发现自己的盆底肌不对称，就需要进行一些有针对性的练习来矫正。

平衡性练习

在以下练习中尝试保持平衡，可以锻炼脚部、骨盆和盆底的所有肌肉。

- 像孩子一样玩一玩"走钢丝"游戏吧：在地上放一根绳子，尝试在绳子上面走，就像模特在走秀一样。练习过程中为了保持平衡，臀肌会得到锻炼，脚部也会展开……

- 拿一个聚苯乙烯"砖"（常用于瑜伽或者普拉提课程）或一盒方糖……一只脚踩在方块上，保持平衡，另一条腿慢慢抬起，抬腿时盆底肌要收紧。

- 随后，尝试用前脚掌站在方块上，进行同样的平衡练习。你需要相应地调整自己的体态，通过整个身体前倾来调整自己的重心。该练习非常适合锻炼腿后腱！换另一条腿试试，你可能会发现某一条腿相对更稳。

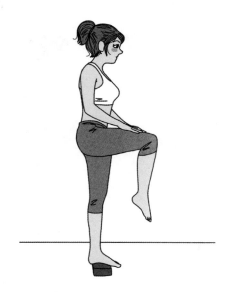

改变支撑点练习

- 双脚前脚掌都踩在方块上，抬起手臂，骨盆不要前倾。这是一个非常好的平板支撑的变形动作，可以保持呼吸畅通。在整个过程中，要拉伸腿后部肌肉，并且必须收紧盆底肌，骨盆才不会前倾。

- 一只脚后跟踩在方块上，脚趾点地，就像穿着高跟鞋一样。抬起另一只脚。骨盆不要前倾。感受盆底肌的收缩。

- 双脚脚后跟都踩在方块上（或是分别站在两个方块上），抬起手臂，骨盆不要前倾。感受一下，这种动作下，盆底肌的发力点和上一个动作的不同。

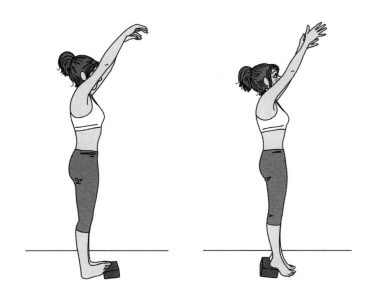

这个练习可以让你知道该如何选择鞋子！法国药店会售卖一些鞋头较高的特制鞋，这种鞋是为治疗疏松结缔组织炎症设计的：它可以让呼吸和血液循环都更通畅，但前提是必须纠正错误的体态，因为后仰上半身、臀部内收的习惯会导致上背部肌肉紧张。相反，对骨盆前倾（胸部靠前，臀部靠后）的女性来说，这种特殊构造的鞋子没有什么用处。

无器械的平衡练习

• 左腿单腿站立，同时右脚踝靠在左脚踝上，右脚脚尖点地。

• 把右膝向右顶，同时收紧盆底肌，尾骨前移，肩部保持不动。

- 然后右脚抬起，不再点地，保持身体平衡。

- 换一侧重复相同动作。

有很多种站姿都可以锻炼盆底肌，排队无聊的时候也可以练一练！

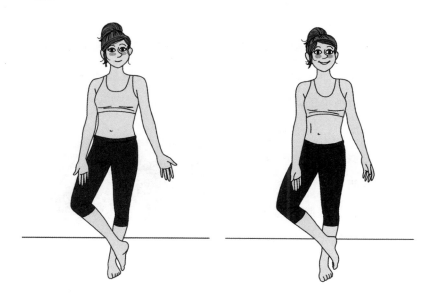

假性胸腔吸气练习（FIT©）

上文已介绍过这一非常有效的练习（参见第 131 页），它可以帮助我们放松盆底，更好地引流，排出废物；它还会刺激肝脏，改善肠道消化功能，让膀胱的排尿变得更加通畅，让腹腔脏器回升。下面我们将学习两种姿势下的非常简单的动作。

第一种姿势：躺姿。

- 平躺在地上，一只脚着地，另一只脚放在这条腿的膝盖上，这样腰部就不会反弓（大腿不要向外打开，保持在身体的正上方）。一只手放在枕骨下面，尽可能伸展颈部，在收紧盆底肌的同时呼气，然后把嘴闭上，另一只手捏住鼻子。这时，鼻孔都闭上了，外部气体无法进入，肺部的气体也已排空。

- 想象自己在用鼻子吸气，同时挺起胸部，过程中要一直捏住鼻子，不要漏气。胸部挺起的同时，腹部向内凹陷，腹直肌被拉长，腰部变细。

- 再次进行该练习，感受盆底肌的变化。收紧盆底肌，呼气，排空体内气体，腹腔脏器上移，感受盆底肌的位置和发力点。

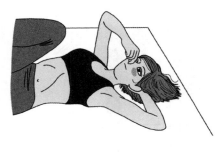

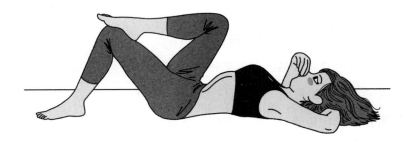

当膈肌回升到最高位置时（呼气过程到尽头时）再次收紧盆底肌，注意感受变化。第二次收紧盆底肌明显不同于第一次：这

次收缩得更深、更紧。

第二种姿势：坐姿。

- 背部微凹。坐在椅子上，双脚着地，肘部自然地放在面前的桌子上，不要耸肩。收紧盆底肌并呼气，关闭声门（也可以堵住鼻子），不要使气体进入。肘部使劲撑在桌子上，随之挺起胸部（而不是肩部），下颌向内收，尽可能地把头"顶"向天花板。上背部微微弯曲，腹部内收。这时，再次收紧盆底肌。

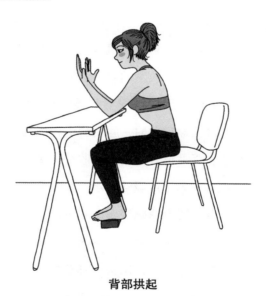

背部拱起

- 背部拱起。做同样的练习，不同之处在于要将手掌张开，肘部放在桌子上，掌心朝向自己。在呼气之后，将背部鼓起，下颌向内收，用力将颈部向上顶，并使肘部互相靠近，整个过程保持肺部真空。再次收紧盆底肌，然后放松，吸气。

尝试过这些动作之后，你可能发现某个动作能更好地让膈肌回升，或者做起来更舒服……一定要选择适合自己的动作。

用吸管喝水练习

取一杯水和一根吸管，尝试一口气吸入尽可能多的水，并注意感受盆底肌的变化。

尝试在一开始吸水时就收紧盆底肌，并在长时间吸水后再次收紧。你会发现第一次是耻骨直肠肌在收紧，盆底肌会随着吸水而上升，但在上升的过程中收紧的部位会微微放松；第二次收紧时，发力的位置会更高、更深，位于阴道或直肠侧壁处。

我们憋住水并收紧盆底肌时，脸上会出现酒窝。这其实很像盆底深层的上提肌，而非耻骨直肠肌在收缩。嘴唇的闭合也和耻骨直肠肌的收缩很像。为了用吸管喝水，我们的脸颊肌肉会随膈肌的回升而挤到一起。嘴唇紧贴吸管时不可能将水吸上来：脸颊内部的肌肉想要收缩，必须让膈肌正常吸气，嘴唇和吸管之间必须有点缝隙，但是嘴又不能像打哈欠一样直接张开！同样，耻尾肌、髂尾肌和坐尾肌都会在膈肌回升时收缩，而耻骨直肠肌则会随之放松。我们会发现膈肌回升过程中的拮抗作用，同时认识到膈肌的重要性。

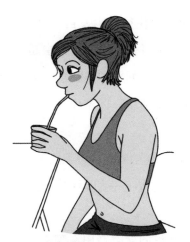
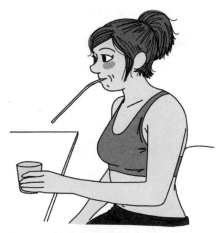

用吸管吸水，嘴唇张开 　　　　　　　憋住水，嘴唇闭合

从始至终，本书都在尝试告诉你问题的关键：当今社会，没有所谓"盆底防护"可言；盆底肌的训练给予了那些最灵活又最容易收缩的肌肉太多关注，却没有考虑到盆底与身体其他部位的协同作用，与呼吸方式、体态、日常生活中的常见发力动作等的密切联系，即使尝试将这些因素融入盆底训练中，也可能因为在骨盆旋转、腹肌训练、呼吸方式等方面反复犯错，导致训练效果不佳；盆底康复训练也没有进行个性化的调整，事实上，每个人的体态、潜在风险因素、实际能力都不同；盆底康复训练也没有考虑到患者的心理因素。这就是为何盆底康复训练的效果总是不理想，盆底部位的病情经常复发。

无论从什么时候开始预防盆底问题，无论是在出现问题之前还是在治疗过程中，都要找到病因，采取针对性的措施。

要注意的第一点是重力。重力的作用往往会引发盆底问题，而这是我们无法解决的。因为我们是两足行走动物，一天中超过一半的时间，无论是站是坐，都会受到重力的影响。我们只能想办法减少重力的影响：改善座椅、沙发等结构，调整体态，改变搬东西的方式。

要注意的第二点是停止发力向下推！我们需要改变发力方式，并在日常生活中（便秘、分娩、运动，尤其是腹肌训练过程中）进行实践。

第三点是有病一定要治：一定要分析问题究竟出在哪里，不要妄想同一个方法可以治百病。除此之外，还要把盆底问题和全身其他部位联系起来看，注重人的整体性，同时考虑生理层面和心理层面的问题。

结语：觉醒的盆底！

是时候消除与盆底有关的性别不平等观念了！不要再苛责女性，命令她们"管好自己的身体"！

遭受控制的盆底

憋住、收紧、关闭、控制，一向如此

直至今日，在体育课程、解剖学专业图书中，抑或文学作品和沙龙对谈中，盆底多处于被忽视、被遗忘的地位。但近来，它开始越来越多地现身于聚光灯下。盆底的良好功能受到重视，人们甚至还为此举行盆底控制比赛。但各种要求只是针对女性，男性则不需要分担这份约束。每个孩子都要学习控制大小便，鉴于我们的生活方式不尊重生理节律，这并不是一件容易的事。但是对女性来说，还不止如此！她们需要让自己的盆底足够灵巧，让另一半达到性高潮。

女性不但要"按需提供"高潮，还需要掌控好自己的生理周期以便避孕，因为采取刻意的避孕措施（比如避孕套）会造成束

缚、让人心烦。女性因为阴道分泌物、月经和生育而要对地球污染、全球变暖和一系列环境问题负责。所有人都理所当然地认为与女性盆底有关的都是"脏"的，现在如此，以后还会如此。人类社会真是已经经历过大解放了！人们曾将阴部神经称为"可耻的"神经，后来又称其为"贞洁"神经，因为人们常会把盆底疾病与贞洁联系起来。

因此，女性需要学会控制这一切：盆底、生理周期、避孕、性高潮……她们甚至不应使用卫生棉条、护垫、夜安裤。还有一些论调称女性应该学会控制肌肉来抑制和主动排出经期血液。有些人（包括妇科领域的专家，其中不乏女性）竟将不能控制经血排出与各种失禁问题（无法控制排尿、排便和排气）相类比，这种看法从解剖学的角度来看简直荒唐至极！

阴道内没有括约肌，即使在外阴切割后缝合了阴道口，也不能将其完全封闭。原因很简单，经血需要流出来！尿液和粪便可以被暂时憋住再主动排出，但血液必须自然地流出。即使收缩盆底肌也无法闭合阴道、阻止血液流出。

盆底康复训练对压力性尿失禁的治疗是必要且有效的。因为没有正常括约肌的帮助，仅靠相位肌主动收缩来憋尿并不符合人体生理结构，且由于相位肌主动收缩会很快疲劳，我们只能憋住很短的时间。在腹泻时，收缩相位肌或许能帮助我们坚持到厕所，但不可能憋便几个小时，如果灌肠了就更不可能坚持太久。

在打喷嚏或跳跃之前收紧盆底肌可以避免尿道因下沉或过度

移动而漏尿，因为当人体预感到体内会突然产生压力，可以提前刺激括约肌来做准备。这并非主动收缩肌肉的结果（如果主动收缩肌肉，肌肉就会随膈肌回升而放松）。然而，阴道内部没有括约肌，因此阴道和子宫颈永远不会完全封闭……如果我们能控制阴道，使其完全闭合，分娩可能方便得多，可惜事实并非如此！对雌性四足动物来说，尽管重力并不会帮助它们的排泄活动（狗和猫会通过放低骨盆来排尿），经血依然会正常排出。

我们如果真的可以完全关闭阴道，阻止液体流出，也就可以阻止外面的水流进入阴道。有些女性会抱怨游泳后阴道会持续有水流的感觉。事实上，在游泳过程中，尤其是自由泳或仰泳时，膈肌会多次上升，将水吸进阴道，这显然与女性的身体构造有关（如较薄的阴唇可能更容易吸入水）。而且阴道是弯曲的，其前壁遍布细小褶皱，这些都会阻碍液体一次性流出。

要是女性可以完全闭合阴道，人们可能又会要求女性留住精液、融化的避孕栓、白带……

做"真"女人，就是不被随意定义

关于泰国某些特殊表演的传言很多，说表演者可以用自己的盆底肌做出种种不可思议之举。至少很多游客是这样认为的，他们在看表演时就感觉像在看魔术一样。但其实那就是魔术！表演者并不是通过盆底肌收紧做到那些特定动作的。我曾近距离观察确认过。我甚至给其中一位表演者做了一次动态核磁共振。她的盆底肌没有什么特别的！

但是，人们总会跟我们说，如果我们的盆底肌无法做到那些不可能做到的事，那只能说明我们自己的盆底肌软弱无力。女性要学会控制经血，哪怕是在睡觉的时候。男性却不需要憋住自己的"夜间污染物"，更不需要自己去洗。但是，控制射精其实是一个很有趣的练习！甚至在一些复杂的能量训练中，男性可能控制自己逆向射精。事实上，还有很多练习可以变成比赛……想象一下盆底锦标赛的诞生吧！这将更加微妙，远远超出肌肉控制力的范畴。

我不认为这些"新的趋势"是一种解放。这些"新的趋势"也包括女性生殖器整形。一些女性的小阴唇或许不美观、不对称，但这是完全正常的，就像乳房和睾丸也会高低不齐一样。有的人无法接受这种形态，非要通过做手术纠正这种"缺点"，但术后她们的另一半并不一定会喜欢！术后阴道会更加频繁地出现气流声。想要知道气流声为什么会出现，理解体态和膈肌的作用非常关键。然而人们认为这种生理结构发出的声音是由于所谓的"肌肉无力"造成的，因此一遍遍地讲：为了使盆底肌关得更紧，女性需要不断锻炼它。

以前有贞操带、外阴切割和阴道锁，如今又有很多荒唐的表演，这些都会使我们觉得自己的盆底是无能的，然而我们的盆底其实都很正常……

收紧的盆底肌却需要在分娩时放松

在所有盆底康复训练中，收缩盆底肌是最主要的。人们往往希望盆底探针反馈的数据尽可能大，然而错误地使用阴道球和阴道哑铃等道具只会增加盆底的负担，使其收缩得过紧，导致肌肉纤维越来越短。这样练下去，可能盆底健美比赛就要问世了。但是当女性分娩时，她们需要放松盆底肌。为了能够放松这块肌肉，女性会进行很多拉伸练习，但由于她们之前反复收缩盆底肌，拉伸练习可能非常痛苦。然而，这些所谓的拉伸训练的可行性和效果仍未得到证实。不过，按摩或许很有用，可以帮助女性更好地"触摸"自己，认识自己。

事实上，这种按摩并不色情，有时准爸爸可能被要求做这种混合了爱的刺激性触摸和物理治疗的行为。而这种混合并不总是受欢迎的，就像哺乳期的乳房和具有性意味的乳房很难在男性的性意识中共存一样。请求另一半帮助"打开"盆底或许会让夫妻在体会为人父母的幸福中走得更近，又或许会进一步扰乱已经受怀孕影响的两性关系。

可以说，在当今的分娩过程中，父亲这一角色的存在感仍在减弱。分娩过程可谓惨烈，常常伴有鲜血、喊叫甚至是排泄物，其爆发性的力量可能撑裂产妇过于僵硬的盆底。而男性相比于女性来说，对分娩的准备更是少之又少。

外阴切开术：切还是不切？

很多孕妇都曾在医生的错误判断下做了本没必要的外阴切开术：医生总是认为他们的动作在合理范围内，可以保护盆底。如果助产士认为不需切开外阴，医生还会要求他们给出解释。虽然事实证明，切开外阴无法确保有效保护盆底，当代医学却又在这一方面矫枉过正了。在欧洲，有些医院的负责人甚至为了打破纪录，命令科室要奉行"零外阴切开术"的理念。当然，这只是因为盆底疼痛的人不是他们自己罢了。有些负责人还会对那些做外阴切开术的妇科医生或助产士罚款！助产士只能眼看着产妇盆底撕裂，什么也不能做。这会激怒那些有经验的助产士，因为他们本可以运用自己的常识，根据患者情况采取相应的措施。所有上述问题都有待研究。

同时，人们还会宣传：如果女性可以好好训练并拉伸自己的盆底，她们的盆底分娩时就会变得非常柔软，而产后第二天就又能变硬了——这当然完全不符合人体肌肉生理结构。如今，医生可能并不会缝合分娩造成的撕裂伤。这或许是件好事，大自然没能保护我们的盆底，但是它会帮助我们自动修复它。

要不要进行康复治疗？

如果女性的盆底在产后没有得到很好的恢复，就说明她没有好好进行康复训练。而既然她们需要进行康复训练，便说明之前盆底受过创伤。超过 60% 的女性（包括很多运动能力强的女性）

都受失禁问题困扰，但这并没有使人们意识到问题的复杂性——盆底可比肱二头肌复杂多了！以前在"分娩无痛论"这一论调视角下，人们会认为：如果女性在分娩中感到疼痛，一定是因为她有心理或性方面的问题，而且肯定没有好好练习过巴甫洛夫反射（犬类的呼吸！）。

在各种盆底护理方法中，用冷水擦洗会阴在欧洲正变得越来越流行，这种方法好像可以包治百病。冷水清洗会阴的原则是：只用冷水擦洗会阴浅层区域，仍然用热水洗身体的其他部位。洗浴开始前需要先坐好，如果没有浴盆，人们则需要摆出杂技般的姿势，使双脚和除盆底部位之外的整个身体都泡在热水里，并用相当凉的水冲洗盆底区域 20 分钟左右，非常麻烦。为了简化练习，人们会将冰袋装入坐垫，多次更换冰袋。不同的人会在护理方法上存在不同的偏好（就像有些人喜欢洗冷水澡一样），这完全没有问题，从医学上来看这种方法也并不危险。但我仍然对这种所谓的"自然"练习抱有一些疑问。很多亚洲地区的传统医学观念都与"能量"有关，脚部和臀部的保暖非常重要！很多亚洲人会加热盆底部位（热水坐浴，在贴身护垫中装有能加热的草药，加热马桶……），这可以让盆底更好地放松，排便时不需额外用力。在分娩时和产后，用加热的坐垫来进行盆底保暖也非常重要。

如今，医生会推荐产妇在分娩时使用温暖且止痛的敷料，以放松盆底。但有一点需要注意——产妇的盆底常常会因为半坐的姿势和血液的堆积而肿大，这时我更建议用凉水给盆底降温！有关分娩的建议往往非常粗略，尤其在那些出生率较高、医学不够发达的国家。

要不要进行硬膜外麻醉？

如今，人们都在抵制硬膜外麻醉，认为它是所有问题的罪魁祸首，产妇不吃止痛药就生下宝宝才完美。

母乳喂养和产假

根据世卫组织的要求，纯母乳喂养需持续六个月，之后再混合母乳喂养两年，但这个要求太过宽泛，没有考虑个体之间的差异——一个营养不良的非洲女性和一个需要工作的欧洲女性不同，一个有一年产假的加拿大人和一个法国人也不同（如果那个法国人是商人或者自由职业者则差别更大）。在瑞典，为了不让产妇太过辛苦，也为了不使公司在雇佣员工时偏爱男性，女性有一年产假，男性也至少有三个月产假！

女性还在独自受苦于这些倒退吗？

避孕

很多事好像不会发生，但事实上，堕胎权正在遭受冲击，而且与宗教观念无关。面对不安全的避孕措施和非法堕胎，如何放心享受性生活呢？在加拿大魁北克，结扎手术非常普遍，这种避孕的方式注重夫妻双方的责任平等。在法国，很多男性甚至都不接受戴避孕套，只是为了追求所谓的"会阴高度敏感"。

纸尿布和卫生

纸尿布已经变成了儿童和环境的公敌。尽管纸尿布的质量问题层出不穷，但不应仅仅因为这个便停止使用纸尿布，加重妈妈们的负担。可以清洗的纸尿布会消耗水和电力，干洗也并不算环保，还会使妈妈们更加辛苦……

新的趋势是：在产后前几周就对婴儿进行便盆训练，让宝宝讲卫生。妈妈必须每时每刻待在婴儿身边，婴儿一有上厕所的迹象就应该被带到宝宝便盆上。当然了，所有的教育都应该是温柔的，不要有任何暴力行为。

男性的盆底就永远没有问题吗？

男性的生理结构让他们不会有出口梗阻型便秘或者大小便失禁的困扰，但仍常有痔疮问题。医生并不会要求他们去训练盆底肌或改善呼吸方式，而是会调整患者饮食，必要时会进行手术。医生不会告知他们手术可能导致频繁排气，因为痔疮静脉团会帮助肛门括约肌填补肛门的缝隙。如果将痔疮静脉团切除，括约肌就不再完全闭合，气体会随时跑出来！

射精障碍也可以通过盆底康复训练和呼吸方式调整得到改善。

但很少有医生会开此类处方并真正指导患者进行实践。如果男性因咳嗽和发力方式不当（腹肌发力、从事会增高腹压的运动）而患上阴囊疝气和腹股沟疝气，没有人会指责其体态和发力问题（向下发力，导致器官脱垂），也不会有人建议他去接受康复治疗。一般医生会直接建议手术，而患者的体态问题并没有解决。

我曾提到过女性的盆底可以做出怎样的"壮举"，男性也可以！20世纪60年代初，有一群男性瑜伽教练在皮提－萨博特里尔医院进行了一场表演。他们在医生面前将自己的骨盆浸没在一盆水中，竟然可以用肛门甚至阴茎吸上水来！我的一位练习瑜伽的朋友对我说，他曾用这种吸力来辅助导尿管的插入。这种能力是有用的！我还研究过"放屁狂人"（20世纪初著名艺术家约瑟夫·普耶尔）的医学档案，他的专长是通过放屁演奏音乐。约瑟夫·普耶尔幼年生活在马赛，像他的同学一样经常潜水。有一天，他的潜水镜不小心掉入海中，为了找潜水镜，他在水中潜了很久。在水的压力下他的膈肌回升，帮助他排出肺部的气体，继而下降。同时，有一股水进入了他的直肠。他在摸索中逐渐发现了这一点，后来甚至能主动控制水的吸入和排出。他的体检报告显示他的身体完全"正常"，其身体结构和其他人没有区别。滑水运动员在下水时也常常会有水进入直肠。

在《爱的艺术之道》（*Le tao de l'art d'aimer*）一书中，有一些针对男性的盆底和呼吸练习，并声称可以帮助男性延迟和控制射精，甚至可以逆向射精以"节约"自己的能量，增加性行为的次

数，使伴侣多享受几次。男性也可以使用玉石蛋（建议不要超过
4500 克），把它挂在勃起的阴茎上。这可行，但并不简单。类似
地，女性也很难"简单地收缩子宫"，然而总有一些盆底康复机构
会命令女性这样做。

对毫无意义的阴道内检查（但是有些检查还是非常有用的，
可以帮助我们感受盆底肌，甚至那些不适应探针的女性都非常认
同这些检查）、阴道切开手术、分娩时的"暴力"行为，我们在今
天可以义正词严地拒绝，此外我们也不需要那些只会使情况变得
更糟的新发明。

**请不要再打着"让女性控制自己身体"的旗号，给女性安上
新的罪名和缺陷了。**